2025年における
民間保険の役割り

THE PROGRESS OF THE PRIVATE INSURANCE IN JAPAN

株式会社 病診経営
村上 賢二・著

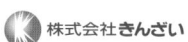
株式会社きんざい

はじめに

　本書の執筆を発起したのは、保険会社をはじめ、金融機関や一般顧客向けのセミナーをさせていただくなかで、とある保険会社から、「医療政策を切り口としたセミナーをやってほしい」とのご用命を頂戴したことがきっかけでした。

　私は、2004年に株式会社 病診経営を設立し、ファイナンシャル、マネジメント、マーケティングの3分野から医療・介護機関向けの経営コンサルティングを行っています。

　このビジネスを創業した理由は、高校時代に素晴らしい整形外科医に診ていただき、「医師」という職業に憧れを持ったことに端を発します。

　結果として私立大学の文系に進みましたが、その後も医師への憧れが捨てきれず大学時代の3年間、大学病院で看護助手のアルバイトをしました。その経験から、医師が時間に追われることなく、経済的にも精神的にも豊かに過ごせて、スタッフからは慕われ、患者からも感謝されるような状態が保てれば、わが国の医療環境はもっと豊かになるとの思いからこの仕事を始めました。

　医療・介護政策の動向は、病院や介護施設にとって経営上非常に重要な情報です。その情報を民間保険に携わる私たちがどう伝えられるかによって、いわば医療・介護の情報を広く知っていただくことが、豊かな人生を送るうえで老若男女を問わず重要だと日々感じています。さらに、少子高齢化社会を迎える私たちにとって、その情報の重要性はますます増してくることでしょう。

　2025年、私たちは世界のどの国も経験したことのない超高齢社会に突入します。これにより、年金、医療・介護等の社会保障財政は、今後逼迫

することが予想され、持続可能な財政運営には大きな変革を求められます。その影響は、私たちすべての日本人に及び、誰もが当事者となる未来がそこまで来ています。

　言うまでもなく、民間保険は公的保障制度の補完的な役割を担っています。これまでは、死亡率が比較的高く、入院日数も長期であったため、死亡や入院等のシンプルな備えが中心でした。しかし、医療政策や医療技術の進歩によって、死亡率は低下し、入院日数も短期化し、必要な備えに変革が求められています。また、これらに対応した保障を充実させる変革が当面必要となるでしょう。

　これから2025年問題を乗り越えるためには、まず、国が考える医療・介護政策の在り方や、公衆衛生等にまつわる情報を収集することが重要です。たとえば生活習慣病であれば、顧客に対して国が講ずる予防を周知することは、病気のリスクの変化に伴う保険の商品性を間接的に伝えることになります。

　また、医療や介護の政策の動向を押さえることは、「何に備えるべきか？」との質問に対して、明確な答えを導く灯となります。

　医療・介護政策の現状や今後の流れは、一般的には関心の薄い、どちらかといえば耳の痛い情報なのかもしれません。しかし、このことは顧客以上に十分に伝えてほしいのです。

　その理由は、多くの人がこの現状を「知っているけどわかってない」そのため、十分な納得感を得られないままに保険に加入していると思うからです。提案する側も商品特性や優劣に一喜一憂し、顧客も十分な判断材料を持たないまま加入している現状は、お互いにとって良い状態とは思えません。顧客が十分に理解したうえで適切な保障が受けられるよう、有益な情報を伝えることができるのは、保険の専門家だけです。

本書では、わが国の戦後の医療制度に始まり、公的介護保険の成り立ち、人口動態や死亡率や死亡原因の推移、それらの要因となる医療技術の進歩や国の診療報酬政策など、広範囲な分野を体系的にまとめています。

　また、顧客への情報提供に必要な考え方や、情報源も本書では取り上げています。そして、私が知りうる保険会社の商品や取組みを挙げています。これらは商品に優劣をつけるのではなく、現在の医療政策や医療技術に鑑みたトピックスとして紹介しています。

　本書を活用して現在の医療・介護政策の実態を知り、顧客に様々な情報提供を行い、ライフプランへ有用な助言を与えられる人が数多く出てくることを強く望みます。

　本書が、直面する医療・介護の課題について理解を深めるきっかけとなり、結果、国民や医療従事者、政府の知識や思考の溝を埋め、国民の健康維持や生活の質向上への議論をスムーズに行うことにつながれば、大きな喜びです。

　明治大学ビジネススクール（MBS）で近藤隆雄先生から教わった問題解決の基礎が、私の大きな財産となっています。また、本当に限られた時間のなか、発刊まで導いてくださった編集者、株式会社きんざいの竹中氏と赤村氏には感謝してもしきれません。そして、私のような駆け出しでは到底お願いできないデザイナーであるにもかかわらず、御縁からカバー・表紙デザインを快く引き受けてくださったギイチデザインの義一氏に、心より御礼申し上げます。

　本書の執筆にあたり、あまたの方々にお世話になり、ここですべての方を記すことはできませんが、皆様のお蔭で今の自分があることを実感しています。

株式会社 病診経営　村上 賢二

CONTENTS 目次

第1章 2025年の公的保障を知るための温故知新

1. 今、国家を脅かす社会保障費とは ……………………………… 2
2. 支え手が減って、支えられる人が増える ……………………… 11
3. 変わり続ける公的医療制度 ……………………………………… 17

第2章 世界トップクラスの長寿を支えたわが国の医療

1. 医療を取り巻く現状 ……………………………………………… 40
2. 病気は「治らないけど死なない」ものが中心に ……………… 46
3. 疾病対策は「治療」から「予防」へ …………………………… 50
4. 病気の予備軍はこんなにたくさん ……………………………… 68
5. 食も、考え方も、志向も、昔と変わった ……………………… 75
6. 診療報酬による医療政策の舵取り ……………………………… 82

第3章 人類未踏の高齢化社会を支えるわが国の介護

1. これからどうなる!?公的介護保険 ……………………………… 94
2. 要介護が必要になる主な原因 …………………………………… 118
3. これから体験する人が多くなる介護の実態 …………………… 123

第4章 2025年に果たすべき民間保険の役割とは

- 1 死亡保障から生存保障へ ……………………………………… *140*
- 2 病気・介護の備えへの尺度が変わる ……………………… *143*
- 3 QOLに寄り添う民間保険の役割 …………………………… *167*

コラム

- ● 緑茶・コーヒー摂取で病気の発症リスクが下がる?! ………… *36*
- ● 尊厳死 ………………………………………………………… *89*
- ● 100歳で100万円のお祝い金 ………………………………… *135*
- ● 2025年の日常はどんな世界? ………………………………… *180*

本書の留意事項

1 原則として2015年7月1日現在の法令・税制等に基づいて記載しています。今後、法令・税制等は変更となる可能性があります。
2 わかりやすさを優先したために、一部省略・簡略化した表現を用いています。
3 個別具体的な法令・税制等の適用については、弁護士・公認会計士・税理士・社会保険労務士などの専門家にご相談ください。
4 意見にあたる部分は著者個人の見解です。
5 一般的な知識を説明したものであり、特定の商品などの勧誘を目的とするものではありません。

第1章

2025年の公的保障を知るための温故知新

1 今、国家を脅かす社会保障費とは

年金・医療・福祉（介護）、社会保障費の推移と将来推計

　将来のライフプランに対する備えとして、社会保障は重要な役割を果たしています。一方でその社会保障費は、ご存知のとおり、少子高齢化や低い経済成長の影響を受けて逼迫した状況にあります。将来のライフプランリスクと準備可能な公的保障を予測することは、老若男女を問わず、すべての国民にとって必要なキーファクターです。まず、社会保障費の過去から現在、そして将来予測を見てみましょう。

　現在、わが国の社会保障費は、100兆円時代に突入しています。ここでいう社会保障とは、年金、医療、福祉（介護）、これら3つを指し、そのために必要となる金額は全体で100兆円を超えていて、おおまかな割合は、年金が5割、医療が3割、福祉その他（介護を含む）が2割の構成です ［図表1-1］［図表1-2］。

　2009年に100兆円の大台を突破し、その後も右肩上がりで増え続けている社会保障費ですが、2015年には117兆円（予算ベース）、2020年には135兆円、2025年には150兆円にも及ぶという恐ろしい推計もあり、いまや国の行く末を揺るがす社会問題となっています。年間の増加ペースは毎年約3兆円と、想像もつかない金額です。

　社会保障費が2025年には150兆円にもなると推計されている現状のなか、「いったい、今後増加する40〜50兆円を誰が払うのか」という問題が出てきます。答えは簡単で、私たち現役世代を中心とした国民一人ひとりが払わなければならず、この結論は揺るぎようがありません。現役世代を中心に負担するこの想像もつかない金額は、国民による税金と年金・介護・

第1章 2025年の公的保障を知るための温故知新

[図表1-1] 社会保障費の推移

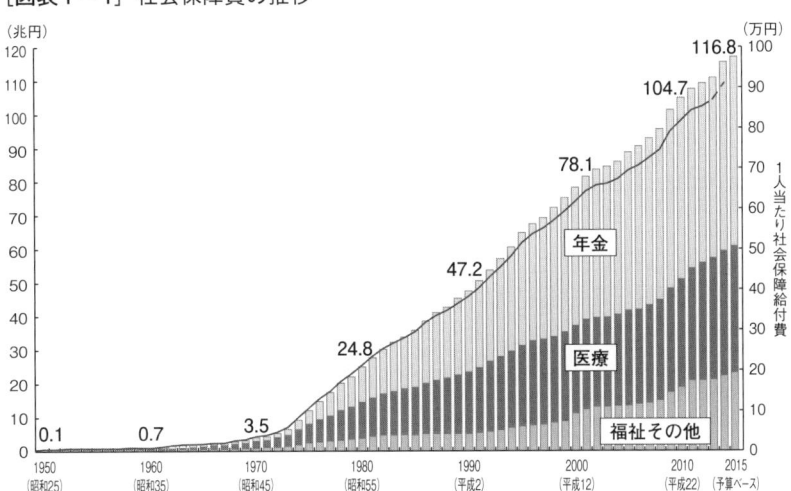

※「福祉その他」には、介護関係、子育て関係、生活保護などが含まれる。
出典：国立社会保障・人口問題研究所「平成24年度社会保障費用統計」、2013年度、2014年度、2015年度（予算ベース）は厚生労働省推計

健康保険の各保険料で賄われ、それでも足りない分は国債発行等の借金で調整されることも決まっています。

10年後の2025年に150兆円まで増大するこの推計は、何か大きな災害があったからとか、大変な疫病の大流行が見込まれるからなどといった甚大な被害想定シナリオではなく、私たちがこのまま普通に暮らしていけば迎えるであろう近い将来に直面するシナリオです。

そのため、国は、今後の社会保障について、深刻に捉えて策を講じています。だからこそ、私たち国民一人ひとりもより真剣に考え、遅いかもしれませんが、この問題に向き合うことが必要なのです。

[図表1-2] 社会保障の給付と負担の現状

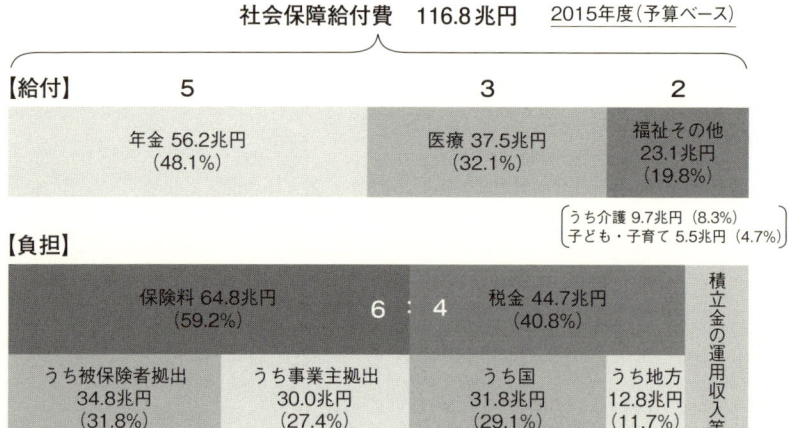

出典:厚生労働省「社会保険の給付と負担の現状」

社会保障費の財源

　もう少し細かく社会保障費の現状について解説してみましょう。

　2015年度の予算ベースを見てみると、社会保障費は116.8兆円に上ると推計されています。給付の内訳は、年金が56.2兆円、医療が37.5兆円、福祉その他(介護を含む)が23.1兆円(うち介護9.7兆円)です。そして、この膨大な給付を賄う部分は、保険料が64.8兆円、税金が44.7兆円、つまりは財源のうち6割を保険料で、残りの4割を税金で負担しているという構図です。さらに、この保険料の内訳を見てみると、被保険者拠出が34.8兆円、事業主拠出が30.0兆円となっています。税金のほうでは、国が31.8兆円、地方が12.8兆円を負担している構図が描かれており、全体の負担割合は保険料と税金で6:4の関係です [図表1-2]。

ここでのポイントは、保険料にしろ、税金であるにしろ、社会保障費の負担は、その100％が、国民の生み出したもので賄われる事実に変わりがないという点です。

少子高齢化社会におけるわが国の社会保障財源

わが国では現在、社会保障の充実・安定化、そのための安定財源確保、財政健全化の同時達成を目指すものとして、「社会保障と税の一体改革」が実施されています。2012年8月に関連8法案が成立し、その後、社会保障制度改革推進法に基づき、内閣に、社会保障制度改革国民会議が設置され、報告書が2013年8月6日にとりまとめられました。この報告書等に基づき、改革の全体像や進め方を明らかにする法案が提出され、2013年12月に成立、今後も、法律に基づき、改革を具体的に実現していくとされています。

この「社会保障と税の一体改革」において、わかりやすい施策が消費税です。持続的な経済成長、社会保障制度の安定化、財政健全化によって新しいプラスの循環をつくりだすことを目標に、5％であった消費税は、2014年4月より8％（消費税6.3％・地方消費税1.7％）に引き上げられ、さらに2015年10月には10％（消費税7.8％、地方消費税2.2％）に引き上げることが、税制抜本改革法に定められています。

この10％については、同法附則において、消費税率の引上げに係る改正規定がそれぞれ施行される前に、経済状況の好転について、名目及び実質の経済成長率、物価動向等、種々の経済指標を確認し、経済状況等を総合的に勘案したうえで、その施行の停止を含め所要の措置を講ずるとされています。具体的には、この消費増税によって得た税収を、年金、医療・介護、そして子育て支援に回すことで持続可能な安心して暮らせる社会を目

指すとしています。

　では、この消費増税で増えるであろう税収の使い途を、国がどのように考えているのかを紹介します［図表1－3］。

　まず、「子育て支援の充実」です。消費税を新たに少子化対策の財源として活用し、子育て支援の充実に0.7兆円程度（主に地方自治体が実施）を回し、子どもをより生みやすく育てやすい社会、すべての子どもたちが健やかに成長する社会を目指すとしています。本書と少し離れますが、幼稚園と保育所の良さを併せ持つ「認定こども園」の改善・普及、小規模保育や家庭保育（保育ママ）などを充実させ、地域のニーズを踏まえた子育て支援の充実を図る、俗にいう「小1の壁」などの解消を図るとしています。また、保育ニーズがピークを迎える2019年度末までに、約40万人分の保

［図表1－3］　社会保障の維持・充実へ消費税の使い途

	主な充実内容	2015年度の所要額（国・地方）（充実策と効率化策の差額）
子育て	○保育所など保育サービス量を増やすことで、待機児童を解消	0.7兆円程度
	○幼保一体化により、施設を「こども園」に統合し、サービス量を増やし、質も改善	
医療・介護	○どこに住んでいても、高度な急性期入院治療、在宅の医療・介護を安心して受けられるようにこれらを充実	0.6兆円程度
	○低所得者の国保・介護保険料の軽減など	1兆円弱程度
年金	○低年金となる低所得の高齢者の年金額を加算	0.6兆円程度

⇒ 充実策と効率化策を合わせ、2.7兆円程度（消費税率約1％分）
（充実策：～3.8兆円程度）
（効率化策：～▲1.2兆円程度）

出典：財務省「社会保障・税一体改革について」

育の受け皿を確保し、待機児童の解消を図ることも目標に掲げています。

　なお、「小1の壁」とは、主に共働き家庭において、子どもが保育園から小学校に上がるときに、直面する社会的な問題をいいます。保育園では、延長保育があるところも多く、ある程度遅い時間まで子どもを預かってもらえます。しかし、公的な学童保育は通常18時で終わってしまうところが多く、保育園よりも預かり時間が短くなることで、子どもは一人、家で過ごすことになります。小学校入学とともに子どもが急成長するわけはないので、子どもだけでなく、保護者も安全面と精神面で心配を抱くようになります。小学生になると、時短勤務制がなくなる企業も多く、子どもの小学校入学を機に働き方の変更（退職）を迫られるワーキングマザーが多く、女性の社会進出への妨げになっているという問題のことです。

　次に、「医療・介護の充実」です。これには1.6兆円程度（主に地方自治体が実施）の財源を確保し、必要なときに、必要な医療・介護サービスを受けられる社会を目指すとしています。具体的な使い途としては、高度急性期、急性期、回復期、慢性期の医療機関の連携を強化して、できるだけ早く社会復帰・在宅復帰ができるように、効率的で質の高い医療を提供する、住み慣れた地域で安心して暮らし続けられるように医療・介護・予防・住まい・生活支援を一体的に提供するとしています。また、医療・介護の保険料負担を見直して、誰もが適切なサービスを受けられる社会の実現を図ることを目指しています。

　最後に、「年金制度の充実」です。これには0.6兆円程度（主に国が実施）の財源を回し、遺族基礎年金の支給対象を父子家庭へ拡大したり、受給資格期間を25年から10年に短縮してより多くの人を年金受給に結びつけるなどの社会経済情勢に対応したセーフティネット機能を強化することで、長期的な持続可能性を強固にするとしています。

大まかに捉えれば、2014年3月までの消費税5%のときの税収は約10兆円でした。今回の3%アップと次の2%アップを勘案すれば、消費税収はおそらく、さらに10兆円程度増えることが想像できます。ただ、税収が10兆円増えたとしても、2025年に必要とされる150兆円と比べると、5%の増税分だけで、私たちがこれから直面していく社会保障費の高騰という大波のすべては解決できないことも想像できます。不足するおよそ40兆円の穴をどう埋めるのかを考えた場合、真っ先に思い浮かぶ懸念として「社会保障給付水準の低下」があります。

　「社会保障給付水準の低下」は、医療において、病院にかかったときの自己負担割合の増加につながるのではという懸念につながります。自己負担の割合の現状は、小学校入学前の子どもでいえば約2割、これは地域や市区町村によって異なります（中学校に入るまで医療費が無料という地域もあります）。小学校入学後から70歳未満までは3割、70歳以上75歳未満が2割です（特別措置により本来2割の負担が2014年3月までは1割）。そして、75歳以上の人は現在、1割負担とされています。ただし、70歳以上75歳未満ならびに75歳以上の人であっても、所得の高い人や世帯では3割負担となっています。これは全年齢帯において、3割負担という枠組みができていることに他なりません。

　現在の社会保障制度がつくられた1970年代と今日では、社会保障制度を取り巻く社会情勢も様変わりし、自己負担割合も大きく変わってきています。今後、国民医療費の高騰が懸念される2025年を考えると、現役世代も高齢者も世代を問わず、自己負担割合が増えることが予想できます。そして、自己負担割合が増えていく順序は、まず各世代の所得の高い人や世帯から上がるでしょう。現在は、現役世代の所得の高い人の高額療養費について負担を増やしていくという方向が明示されている一方、公的介護

保険でも一律1割から比較的所得の高い世帯の自己負担割合を2割にする方向性が示唆されています。さらに、持続可能なすべての国民が安心して暮らしていける社会保障の維持発展には、世代間の聖域なく、自己負担割合が引き上げられる可能性は高いといえるでしょう。

従前より、民間保険は国民に対して、公的保障を補完する立場で様々な備えを提供してきました。現在の国難ともいえる社会保障の危機的状況に対して、保険会社のみならず、民間保険に携わるすべての人は、社会保障の深刻度を誰よりも真剣に捉え、自分たちの仕事の社会的責務の重さを実感し、社会保障に関する最新情報を顧客に伝えていく重要な役割を担っています。一般の人にとって、社会保障費の財源がどれだけ危機的な状況にあるのか、これを正確に把握することは容易ではありません。だからこそ、民間保険に携わる人には、それら社会保障の動向を把握し、わかりやすく伝えていく使命があります。

社会保障制度は維持できるのか

［図表1－4］は、国が「社会保障制度は維持できると思いますか」という内容を、国民に聞いたアンケートの調査結果です。

医療・介護制度に限らず、国は様々な制度を決める際に、国民へのアンケート調査を実施し、その反応を確認しています。本来の主旨である「国民の意向を行政に反映させること」を目的とした調査であることはもちろんですが、実際には「国民がこのように言っているので、国として制度をこう決めていいのではないか」と"言質をとっている"といえるのかもしれません。

どういうことかというと、今回の「社会保障制度は維持できると思いますか」の問いに対し、「現状は維持できない」という回答が全体の約6割

を占めています。アンケート調査では、この維持できないと考えている人に、「高齢者、現役世代、どちらが負担すべきと考えていますか」と追加質問しています。その結果は、「現役世代の負担増加はやむを得ない」という人が14.4%、「高齢者と現役世代、双方の負担増加はやむを得ない」という人が60.6%、「高齢者の負担増加はやむを得ない」という人が13.6%でした。

この結果を踏まえて、国がどう捉えるのかといえば、「高齢者」というくくりで考えます。つまり、国民の4人に3人は「高齢者の負担増加はやむを得ない」と考えていて国民の民意はほぼ得られた、だから「今後は高齢者の負担を増加させても大丈夫だろう」という論法です。

[図表1-4] 社会保障制度に関するアンケート

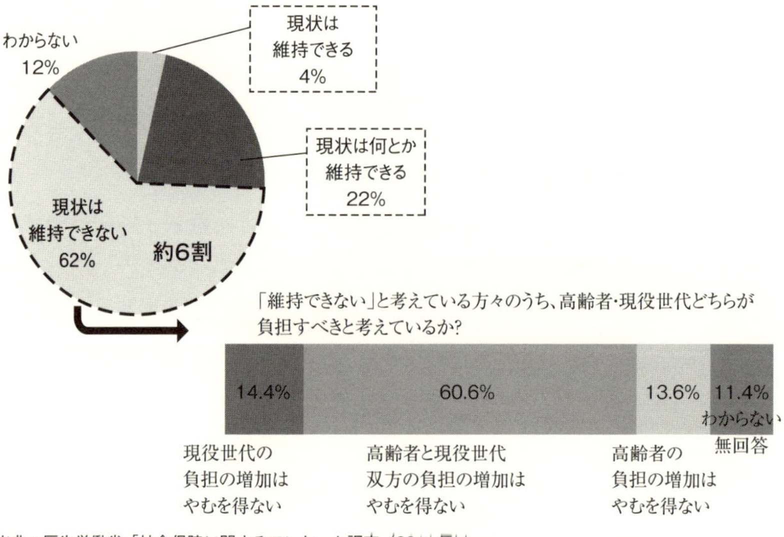

わからない 12%
現状は維持できる 4%
現状は何とか維持できる 22%
現状は維持できない 62%
約6割

「維持できない」と考えている方々のうち、高齢者・現役世代どちらが負担すべきと考えているか?

| 14.4% | 60.6% | 13.6% | 11.4% |
| 現役世代の負担の増加はやむを得ない | 高齢者と現役世代双方の負担の増加はやむを得ない | 高齢者の負担の増加はやむを得ない | わからない無回答 |

出典:厚生労働省「社会保障に関するアンケート調査(2011年)」

大局的には、そのとおりでしょう。しかし、個人的には、逆のほうが気になっています。逆のほうとは、「現状は維持できる」と考える人がなんと4％もいて、「現状は何とか維持できる」と考える人も22％、つまり、4人に1人が維持可能と考えているという事実です。ということは、「これからは少子高齢化社会を迎えるため自主努力が重要ですね」と、セミナーや会話で問いかけ、「そうですよね。これからは年寄りが増えるから現役世代に迷惑かけないようにしないと。若い人に負担や借金ばかりを強いるのも良くないよね」というやり取りがあったとしても、これを表面どおりには受け取れません。なぜかといえば、心の中では、4人に1人が「現状で何とかなる」と思っているからです。

希望を持つことは素晴らしいことです。しかし、今後、社会保障の維持が困難を極めることは自明の理です。不足する社会保障費のすべてを国や地方に依存できるわけはなく、やはり私たち一人ひとりが、預金をしたり、投資信託等で運用をしたり、生命保険で年金を増やしたりといった自助努力をしていく必要があることに間違いはありません。

2 支え手が減って、支えられる人が増える

▶ 人口動態の過去と将来

私たちは今、人口減少社会を生きています。［図表1－5］の調査が行われた2012（平成24）年を見ると、亡くなった人が約125万人、新たに生を受けた人が約103万人、わが国の年間死亡者数は現在、出生数の1.2倍の速度で進み、人口は減少傾向にあります。死に向かって年齢を重ねている人が増加し、高齢化は確実に進行していると読み解くこともできるでしょう。

[図表１－５] 人口動態総覧の年次推移

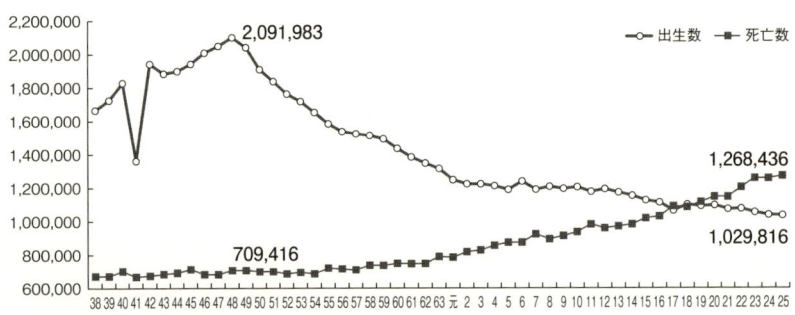

※昭和47年以前は沖縄県を含まない。
出典：厚生労働省「2013（平成25）年人口動態統計（確定数）の概況」

　わが国の人口は、年間約20万人のペースで減っています。いつから減少社会に転じたかというと、2005（平成17）年から総人口は減少に転じています。そして、これから人口が増えていくことは難しいでしょう。その理由は、第2次ベビーブーマー世代の女性たち（いわゆるアラフォー）が出産の適齢期を超えつつあり、人口増加に転じるタイミングが想定できないからです。結局、わが国ではこのまま人口が減っていく社会を経験しなければなりません。

　では、人口減少の何が問題なのでしょうか。一言でいえば、少子高齢化が加速していく社会が訪れてしまうということです。つまり、これからの社会の支え手が減る一方で、支えてもらう人が増えていき、その結果、国力を下げることにつながってしまう、これが問題なのです。

　人口減少をもう少し考えてみましょう。たとえば、40年前の日本はどんな社会だったのか、タイムスリップしてみると、当時は人口増加社会です。生まれてくる人が約209万人、亡くなる人が約71万人、当時の新聞記事は、「出生数が過去最高を更新」「住む場所がなくなるおそれ」「食糧危

第1章　2025年の公的保障を知るための温故知新

機の懸念」といった感じだったかもしれません。

　当時は65歳以上の1人を、現役世代10人で支えるという大変な"お神輿(みこし)社会"でした。支え手が非常に多かったため、担がれる65歳以上の人はまさにVIP待遇で、その代表が1973年に行われた「老人医療費の無料化」です。

　どれほどの大盤振る舞いの政策だったかというと、何回通院しても、何日入院しても、70歳以上になれば無料、そんな離れ業が可能な社会でした。しかも、当時の病院には、今のように一般病床や療養病床といった区分もなく、当然に食費も別とされず医療費に含まれていました。まさに完全な無料、70歳以上は国が医療費すべての面倒をみる、今では考えられない高齢者厚遇社会でした。

　さて、現代に戻ってきましょう。私たちは、ある時点から転じた人口減少社会に、あれよあれよという間にどっぷりと浸かっています。そして、そこから抜け出すことが困難な社会を生きています。社会保障の支え手が減って、支えられる人が増えていく社会、そんな社会だからこそ、自助努力が必要になるのです。

　わが国の人口減少社会は、保険会社の経営にも大きな悪影響を及ぼしかねないことはお気づきのとおりです。また、人口減少は、企業において市場縮小リスクとして捉えられている側面もあります。最近、新聞紙面をにぎわしている保険会社の相次ぐ海外進出や海外保険会社の買収などは、人口減少から予想される国内市場の縮小に鑑みれば、今後も増えていくことが予想できます。

人口減少社会ニッポン

　［図表1－6］から、75歳以上である後期高齢者の今後の人口分布を考

えてみます。資料によれば、2012(平成24)年度の後期高齢者の人口は1,456万人、そして2025（平成37）年度には2,179万人と当時の約1.5倍に増えると推計されています。後期高齢者の1人当たり診療費は、現役世代の5～7倍必要とされていることを勘案すれば、国民医療費が、徐々にではなく急ピッチで増加することが予想されます。

さらに他の年代では、前期高齢者（65～74歳）は、2015（平成27）年度をピークにだんだん減っていくと推計されています。一方、一貫して減り続けているのは64歳以下の現役世代で、2012（平成24）年度での9,733万人が2025（平成37）年度には8,409万人となり、社会保障の支え手である現役世代は13～14％も減少すると推計されています。

[図表1-6] 年齢階級別の医療保険制度加入者数

年度	～64歳	65～69歳	70～74歳	75歳以上
平成13年度	10,432 (82.4%)	716 (5.6%)	594 (4.7%)	926 (7.3%)
平成14年度	10,381 (81.8%)	721 (5.7%)	606 (4.8%)	978 (7.7%)
平成15年度	10,328 (81.4%)	722 (5.7%)	620 (4.9%)	1,024 (8.1%)
平成16年度	10,298 (80.9%)	716 (5.6%)	633 (5.0%)	1,075 (8.4%)
平成17年度	10,240 (80.4%)	724 (5.7%)	649 (5.1%)	1,120 (8.8%)
平成18年度	10,169 (79.8%)	740 (5.8%)	663 (5.2%)	1,173 (9.2%)
平成19年度	10,108 (79.2%)	758 (5.9%)	663 (5.2%)	1,224 (9.6%)
平成20年度	10,028 (78.6%)	793 (6.2%)	669 (5.2%)	1,273 (10.0%)
平成21年度	9,943 (78.1%)	809 (6.4%)	664 (5.2%)	1,318 (10.4%)
平成22年度	9,892 (77.8%)	792 (6.2%)	659 (5.2%)	1,366 (10.8%)
平成23年度	9,846 (77.6%)	757 (6.0%)	663 (5.2%)	1,411 (11.1%)
平成24年度	9,733 (76.8%)	786 (6.2%)	679 (5.3%)	1,456 (11.5%)
平成27年度(推計)	9,265 (73.2%)		697 (5.5%)	1,646 (13.0%)
平成33年度(推計)	8,718 (70.6%)	1,750 (13.8%)		1,887 (15.3%)
平成37年度(推計)	8,409 (69.7%)	1,479 (12.3%)	1,742 (14.1%)	2,179 (18.1%)

出典：平成13年度から平成24年度は厚生労働省保険局「医療保険に関する基礎資料」、平成27年以降は、国立社会保障・人口問題研究所「日本の将来推計人口」（平成24年1月推計）

第1章　2025年の公的保障を知るための温故知新

つまり、2025年度には、現役世代と前期高齢者が減り、一貫して増え続けるのは後期高齢者だけとなります。後期高齢者になれば、診療費は現役世代の何倍も必要になるだけでなく、公的年金も受給しており、介護の必要性も高くなってきます。この支え手が減って、支えられる人が増えていく結果、従来からある給付水準を保って社会保障を持続させることの困難さは、社会保障財政の収支からも容易に想像できるはずです。

国民所得と国民医療費の推移

［図表1－7］は、国民の医療費と、それを支える国民の所得についての推移です。

重要なポイントは、「何が増えているか」と「何が減っているのか」の2点です。資料からは、1975年と1985年の10年間で国民医療費は9.5兆円増え、約1兆円のペースで毎年増加したことがわかります。次のフェーズ

［図表1－7］国民医療費と国民所得の推移

年　次	国民医療費総額（億円）	人口一人当たり国民医療費（千円）	国民所得（NI）（億円）	国民医療費の割合　国民所得に対する比率（％）
昭和50（'75）	64,779	57.9	1,239,907	5.22
60（'85）	160,159	132.3	2,605,599	6.15
10年間の差額	9.5兆　95,380	74.4	136.5兆　1,365,692	0.93
昭和63（'88）	187,554	152.8	3,027,101	6.20
平成10（'98）	295,823	233.9	3,689,757	8.02
10年間の差額	10.8兆　108,269	81.1	66.2兆　662,656	1.82
10（'98）	295,823	233.9	3,689,757	8.02
20（'08）	348,084	272.6	3,518,834	9.89
10年間の差額	5.2兆　52,261	38.7	▲17.0兆　−170,923	1.87

の1988年と1998年でも10.8兆円増加と、やはり約1兆円のペースで毎年増えています。すると、直近の1998年と2008年の間で医療費は5.2兆円しか増えていません。

これは、医療費の増大傾向がこれまでと比べて緩やかになったわけではなく、公的介護保険制度ができたことで、高齢者の医療費の多くが介護保険で賄われるようになり、表面上、医療費が減ったように見えているだけです。実際にその分を加算してみると、この直近10年間では年1.5兆円のペースで増加し、大幅に増大している現実が突きつけられます。

一方で、それを支えている国民所得は、1975年と1985年の間では約137兆円も増え、次のフェーズでも約66兆円増えており、まさにわが国は経済成長を謳歌していました。ところが、次の1998年と2008年の間ではマイナス17兆円、バブル崩壊とともに国民所得は減少に転じています。

今後、国民所得はどうなるのでしょうか。昨年から盛んに謳われている「アベノミクス」次第かもしれません。アベノミクスによって、バブル崩壊以降に減少し続けた給与等の稼ぎ分の回復はあるかもしれませんが、純粋な稼ぎを継続的に増やせることには懐疑的な見方が多く、私もその一人です。理由にはいくつかあるものの、何といっても「少子化」がその最大の理由です。

2005年以降、年間死亡者数は年間出生数を上回り、生産年齢人口も減少しています。社会保障費の支え手である働き手が減れば、社会保障費の原資となる、現役世代の給料から支払われる健康保険の保険料、年金の保険料、そして介護の保険料の総額も減少します。

一方、国民医療費は、高齢化を背景に、団塊の世代が75歳を迎える2025年に向けて急速に増加していきます。高齢化は、医療費の増大だけでなく、年金をもらう人、介護を必要とする人の数が増えることを示唆し

ています。結果、わが国の社会保障は、支え手の減少、支えられる人の増加により、すでに収支が合わない状況に陥っているのです。

　一般の家庭でいえば、ご主人の給与収入が毎月だんだん減っているにも関わらず支出ばかりが毎月増えていく状況、そのうち間違いなく破綻することが予想できます。私たちが今、直面している社会保障の危機は、このように考えると、大変な危機状態にあることが理解できるでしょう。

3　変わり続ける公的医療制度

▶ 公的医療保険制度の歴史

　わが国の医療保険制度の歴史は、1922年に始まりました。当初は企業で働く従業員を対象とした制度でしたが、戦後、1961年には、すべての国民をカバーする国民皆保険となり、50年以上にわたり国民皆保険を維持し、今では世界に誇れる制度となっています。

　保険証があれば、どこの医療機関にかかるかを選択できて、必要な医療を低廉な価格で受けられる。他の国では、所得の多寡によって受けられる医療に違いがある、受療する医療機関の地域が限定されているなどといった各種制約があり、私たちが普段当たり前だと思っている環境は、世界の国々に比べてとても珍しい、かつ、恵まれた医療環境といえます。しかしながら、この好環境が多額の税金によって賄われていることは、これまでの説明から想像に難くないと思います。そして今、医療費の増大による医療保険財政の問題が指摘されています。今後も少子高齢化が進む日本で、どのように唯一無二の存在である「国民皆保険」の医療保険制度を守っていくのか、解決策を考えていく必要があります。

①国民保険の実現、第一次オイルショックの時代

　国民皆保険が実施された1961年は、すべての国民が医療保険だけでなく、年金による保障を受けられるという画期的な「国民皆保険・皆年金」を実現した年でした。その後、日本の社会保障制度は、国民皆保険・皆年金を中核に、高度経済成長を背景に拡充を続け、1973年に「福祉元年」を迎えました。この年、医療については、老人医療の無料化、健康保険制度における家族の7割給付の実現、健康保険及び国民健康保険を通じた高額療養費支給制度の創設等が行われ、年金については、厚生年金及び国民年金の拠出制年金における5万円年金（夫婦）の実現、老齢福祉年金の3,300円から5,000円への引上げ、年金の物価スライド制の導入等が実施されました。その後も、同年の第一次オイルショック以降、少子高齢化が深刻化している今日まで、国民皆保険・皆年金体制を維持するための様々な改革が行われてきました。

　この当時の民間保険では、多くの死亡保障を少ない保険料負担で備えたいという顧客ニーズに対応し、「定期付養老保険」が隆盛し、高倍率化が進展していきました。また、高度経済成長の波に乗り、交通機関も急速に整備されて便利になった一方で、交通事故等は急激に増加し、損害保険会社からは「交通事故傷害保険」が相次いで発売され、生命保険会社でも交通事故から一般の不慮の災害事故にまで保障を広げる方向に設計が変更されて「災害保障特約」が発売されました。その後も、1960〜70年代には、終身保険に定期保険を組み込んだ「定期付終身保険」の発売が開始されるなど、国民医療費の増加とともに、疾病入院を組み込んだ商品が普及し始めました。当時は、死亡リスクへの備えが大勢を占めた保険文化でした。疾病保障も特約として開発され、保険会社の販売促進に貢献しました。そ

して、1973年の第一次オイルショックが起こり、これは民間保険にも大きな影響を与え、インフレの昂進(こうしん)が保障額の実質価値を急速に減少させたことに伴い、既契約の保障額を増額するというニーズを増大させる傾向につながったのです。

②1980〜90年代、年金制度改革の時代

　1982年、老人医療費について一部負担が導入され、疾病の予防から治療、機能訓練に至る各種の保健事業の総合的実施及び老人医療費の各保険者の共同負担等を目的とする老人保健法が制定され、翌1983年から実施されました。また、老人保健法は1986年に改正され、一部負担の引上げ及び各保険者間における老人医療費の負担の公平化と併せて老人保健施設も制度化されました。

　1984年には、健康保険法が改正され、被用者本人の定率負担の導入、高度化、多様化する国民の医療ニーズに対応するための特定療養費制度の導入、退職者医療制度の創設等も実施されました。さらに、1988年に国民健康保険法が改正されて、国民健康保険制度が抱える構造問題に国と地方が共同して取り組む仕組みも創設され、制度の安定化が図られました。

　この年代の民間保険は、「平均寿命の伸長」に大きな影響を受けました。すなわち、一定期間で保障が切れる定期付養老保険ではなく、割安な保険料で一生涯保障が継続する終身保険へのニーズが高まりました。人生50年といわれた時代では、30歳に加入した生命保険でその間の死亡保障を確保し、幸せにも満期金を受け取れた場合には、残された老後に十分な役割を果たしていました。しかし、「高齢化社会」と呼ばれる時代に突入してくると、死亡に備える年数が長くなり、死亡保険の役割として終身保障が不可欠になり、その結果、昭和から平成にかけて、定期付養老保険から

定期付終身保険へと主力商品の座は入れ替わりました。

その後、1985年には、公的年金制度全体の一元化に向けて各制度共通の基礎年金の導入とそれに伴う制度体系の再編、将来に向けての年金水準と保険料負担の適正化、会社員の被扶養配偶者（専業主婦）の国民年金制度への強制適用（第3号被保険者制度の創設）による女性の年金権の確立、障害年金の大幅改善等を内容とする年金制度改革が行われ、1986年から実施されました。それに加え、1988年には会社員の企業年金の育成と普及を目的として厚生年金基金制度の改正が行われ、年金給付の充実や基金の普及のための条件整備が進められました。

1994年の健康保険法の改正により、同年10月から療養の給付としての病院給食が廃止され、入院時食事療養費制度が創設されました。これにより、入院中の食事については、現物給付される入院時食事療養費と入院患者が負担する標準負担額により賄われることになりました。入院中の食事は、入院医療に重要な役割を果たしていますが、一方で病院の提供する画一的な食事に対し、質の向上や患者の選択の幅を広げるなどのニーズが高まり、食事の質の向上に資するため、診療報酬の面からもメニューの多様化、適時適温の食事の提供、栄養管理、栄養指導等についても評価が行われ、入院時食事療養費という新しい給付方式が導入されました。

入院時食事療養費の額は、「食事療養の費用額算定表」により算定した額から、患者が負担する標準負担額を控除した額で計算されます。食事療養の費用額算定表は、療養の給付についての「診療報酬点数表」に当たるもので、食事療養にかかる平均的な費用をもとにして、厚生労働大臣が中央社会保険医療協議会への諮問を経て定めています。同算定表は、（Ⅰ）と（Ⅱ）に区分されており、入院時食事療養費（Ⅰ）は、栄養士によって行われるなど一定の条件を満たす食事（おおむね従前の基準給食に相当す

る食事)、入院時食事療養費(Ⅱ)はそうした基準を満たしていない食事であり、(Ⅰ)は地方厚生(支)局長に届け出れば、適時・適温の食事についての特別管理加算や、医師の食事箋に基づく食事についての特別食加算などが、費用として算定できるという仕組みです。

当時の民間保険の入院保障特約は、死亡保険金額との比率によって上限が設けられていました。また、疾病入院は、20日以上入院した場合に初日から給付するタイプや、8日以上入院した場合に初日から給付するタイプもありました。その後、1990年代に一世を風靡した「災害・疾病とも5日以上の入院について5日目から支払う(4日間不担保)方式」も1980年代後半に普及し始めました。

これら入院給付日額比例の保障が主流となった背景の一因には、公的医療保険における高額療養費制度の確立がありました。高額療養費制度とは、1月当たり一定額以上の医療費を支払った場合に還付される公的医療制度のことです[図表1-8]。この制度では、いわゆる選定療養である差額ベッド代は対象外となっています。わが国の医療保障が、海外に類をみない入院日額にひもづいた保障で形成されたのは、この頃の入院日数の長さと選定療養の開始が影響していると考えられています。

③公的介護保険の開始から今

その後、2000年には、公的介護保険制度が開始し、2001年には厚生省と労働省が統合されて、厚生労働省という現在の省名に変わりました。

これらいずれの改革も、本格的な高齢化社会の到来に備えたもので、安定的な社会保障制度とするために、国民皆保険・皆年金体制を維持しつつ、給付と負担の公平性を前提に進められています。現在では、医療や老後の経済保障に対する国民のニーズの高度化・多様化に対応し、公的制度

[図表1-8] 高額療養費制度の変遷

(1) 昭和48（1973）年－被扶養者を対象として創設【自己負担限度額：30,000円】
○当時定額負担であった被保険者本人と異なり、定率負担の被扶養者の負担軽減措置として、月収の50％程度の自己負担限度額で創設

(2) 昭和59（1984）年－被保険者本人についても対象とし、世帯合算、多数該当等を制度化【自己負担限度額：一般 51,000円、低所得者 30,000円】
○被保険者本人に定率1割負担が導入されたことに伴い、本人についても対象とし、世帯合算、多数該当、高額長期疾病（1万円特例）を創設

(3) 平成12（2000）年－上位所得者区分、医療費連動の1％負担を創設
【自己負担限度額：上位所得者 121,800円＋1％、一般 63,600円＋1％、低所得者 35,400円】
○所得が高い者ほど所得に占める医療費の実質的な負担率が低いため、負担の均てん化を図る観点から、自己負担限度額の高い上位所得者区分を創設
○医療を受けた者とこれを支える者の負担の公平やコスト意識の喚起の観点から、医療費連動の1％負担を創設

(4) 平成14（2002）年－自己負担限度額を引上げ
【自己負担限度額：上位所得者 139,800円＋1％、一般 72,300円＋1％、低所得者 35,400円】
○所得水準の上昇に見合った引上げが行われず、14年改正前の時点で、自己負担限度額が月収の22％程度であったため、負担のバランスを図る観点から、制度創設当初は50％程度であったことを踏まえ、月収の4分の1（25％）程度に引上げ

出典：厚生労働省「第17回社会保障審議会医療保険部会資料」

を補完する民間保険の適切な活用を図っていくことも課題となっています。

　次に、公的医療保険制度発足からの自己負担割合の変遷を見てみましょう［図表1-9］。給付割合は、国民皆保険成立当時には、国民健康保険は5割給付（5割自己負担）が多く存在し、1963年には世帯主の7割給付が、1968年から家族の7割給付が実現しました。被用者保険においても、本人は10割給付でしたが、1973年には家族給付が7割に引き上げられ、その後も入院時の家族給付が8割に引き上げられました。

　また、入院患者を悩ませていた付添看護等についても、1994年には病院の責任において管理を行う制度に改められ、これに対する保険外の負担

第1章 2025年の公的保障を知るための温故知新

[図表1－9] 公的医療保険制度と自己負担割合の変遷

時代区分	西暦	主な出来事等	国民健康保険	健康保険（被用者保険）	老人保健医療等
医療基盤の整備と量的拡充の時代	1927	健康保険法施行		健康保険制度創設 被保険者の一部負担なし	
	1938	厚生省設置、国民健康保険法制定			
	1940			被扶養者の一部負担割合5割で給付対象になる	
	1943			被保険者の定額一部負担導入	
	1958		現行法制定 被保険者の一部負担割合5割		
	1961	国民皆保険実施	被保険者結核性疾病及び精神疾病に係る一部負担金を5割から3割へ		
	1963		被保険者の一部負担割合5割から3割へ		
	1968		被扶養者の一部負担割合5割から3割へ（1964年からできるところから実施）		
	1969	第一次オイルショック			
	1973	高額療養費制度創設		被扶養者の一部負担割合 5割から3割へ	老人医療費支給制度 一部負担0
	1979	第二次オイルショック			
病床規制を中心とする医療提供体制見直しの時代	1980			被扶養者の入院にかかる一部負担割合 3割から2割へ	
	1983	老人保健法施行			老人健康保健制度創設（一部負担外来400円／月 入院300円／日（2か月まで））
	1984	特定療養費制度導入		被保険者の一部負担割合 定額から1割へ	退職者医療制度創設・健康保険本人の一部負担 0から1割へ
	1987				一部負担変更（一部負担外来800円／月・入院400円／日）
	1994	食事療養費制度導入			
	1996				一部負担変更（一部負担外来1,020円／月・入院710円／日）
	1997	薬剤一部負担導入		被保険者の一部負担割合 1割から2割へ	一部負担変更（一部負担外来500円／日・入院1,000円／日）
	1998				一部負担変更（一部負担外来500円／日・入院1,100円／日）
	1999				一部負担変更（一部負担外来530円／日・入院1,200円／日）
医療施設の機能分化と患者の視点に立った医療提供体制の整備の時代	2000	介護保険法施行			
	2001	厚生省と労働省統合			一部負担変更（1割負担・但し上限あり（入院外来とも）・食事療養費の標準負担額変更（780円／日）
	2002		3歳未満の乳幼児の一部負担割合3割から2割へ		一部負担変更（1割負担［一定以上所得者は2割負担］月額上限撤廃）
	2003			被保険者70歳未満一部負担割合変更3割へ 被扶養者3～69歳の入院・外来とも定率3割負担へ	

23

も解消されました。付添看護とは、看護配置基準（入院患者対看護要員の配置）を満たさない病院に存続していたもので、在宅療養のための医療行為や訪問看護も保険給付に含められました。このような医療保険制度の充実により、国民の受療率も高齢者を中心に伸長していきました。

当時の民間保険には「看護特約」というものがありました。入院患者の身の回りのことを助ける「付添」にかかる費用を、入院1日当たりで保障するものでした。その背景には、基準看護制度が関係しており、現在では、家族が看護師の代わりとして身の回りの世話を行うことはほとんどありませんが、当時は、患者の身の回りの世話をできるだけの看護師数が賄えていなかったため、付添看護という制度が認められていました。1994年に新看護体制が制定され、1997年には付添看護がすべて禁止とされました。これを受けて、民間保険での「看護特約」も廃止となりました。

［図表1－9］に戻りましょう。被用者保険の本人給付をみても、1984年には9割に、1997年には8割に、2003年には7割に引き下げられ、現在では、被用者保険と国民健康保険の給付率は一致しています。1973年に老人医療費無料化を実現させた老人医療費支給制度も、老人保健制度、後期高齢者医療制度と変遷し、医療制度そのものを、持続可能な制度として維持させるため苦しい調整が進んでいます。

医療提供体制の変遷

国民皆保険の実現は、医療施設数及び医療従事者の大幅な増加という点でも大きな成果をもたらしました。

日本の医療制度には、"国民皆保険"の他にも、保険証1枚でどの医療機関にもかかれる"フリーアクセス"、施設基準を満たせばどこでも自由に開業ができる"自由開業医制"、検査・投薬・処置といった個々の診療

行為に価格をつけてその合計で報酬を支払う"診療報酬出来高払制"といった特徴があり、特に個人、医療法人という民間医療施設の整備を促進する土台となっています。

　民間医療施設の代表には病院があります。その病院の病床数は、1952年には40万床以下でしたが、1965年には80万床を超え、2009年の調査では160万床を超えています。医学部定員も1961年時点では3,000人弱でしたが、現在はその3倍程度まで拡大しています。医師数も1970年代は10万人程度であったものが、2008年には約29万人に増加しています。

　この医師養成の背景には、「一県一医大構想」が大きな影響を与えています。わが国における医師の養成は、戦前までは、大学のみならず旧制中学卒業で入学できる医専（旧制の医師専門学校）でも行われていました。1948年の教育制度の大改革において、医学教育は大学医学部に一本化され、従来の大学、医専は新制大学へ切り替えられました。医学部入学定員は、国民皆保険が確立した1961年当時は、医療需要の増大に応ずるには十分とはいえませんでした。

　その後、医学部入学定員は徐々に増加し、保険給付等の拡充により医療需要がますます高まり、1973年に閣議決定された「経済社会基本計画」において無医大県の解消（いわゆる「一県一医大構想」）が盛り込まれ、これに基づき、医科大学・医学部が存在しない県に医科大学・医学部が新たに設置されました。その結果、医学部定員は増加し、現在は約9,000人にも達しています。

　医師になるためには、1946年以降、大学医学部卒業後1年間の実地修練（インターン）を経た後、医師国家試験に合格することが必要とされていましたが、インターン制度は、指導体制の不備、実地修練生の処遇などの問題を抱えていたため1968年から廃止され、大学医学部卒業者は直ちに

医師国家試験を受験できるようになり、医師免許取得後2年間の臨床研修が努力義務とされました。こうして養成された医師の臨床研修やその後の勤務先については、医学部の診療科別に設けられている医局の意向が大きく影響を及ぼすという副作用を生み出しました。

つまり、病院からの医師派遣（紹介）要請に医局が応えることにより、その病院における派遣（紹介）先ポストを医局が掌握する、このため、大半の医師は出身医局の専門診療科の臨床研修を行い、大学に残る場合はもとより、関連病院に派遣（紹介）されても、出身医局の専門診療分野に従事するという慣習が今なお続いています。

医師だけでなく、コメディカルも多様化し増えています。2008年の調査・報告によれば、おおよそ歯科医師99,000人、薬剤師268,000人、看護師877,000人、助産師28,000人、保健師43,000人となっており、絶対数でも対人口比でも、医療従事者数は大幅に増加しています。

また、保健医療需要の増大や医学・医療技術の進歩に伴う医療内容の高度化などに対応して、コメディカルの専門分化が図られ、多様な職種が登場しました。医療マンパワーの中核をなす医師、歯科医師、薬剤師及び看護師に加えて、医学的リハビリテーションの需要の高まりや検査業務の高度化などから、専門技術者の資格として理学療法士、作業療法士、診療放射線技師、臨床検査技師などの新たな資格制度が創設されました。

例として看護師を挙げると、看護師の養成施設への入学要件は、1948年に高校卒業以上とされていましたが、高校進学率が低い当時の状況下においては、戦後の看護師需要の増大に対応することは困難でした。これら当時の状況から、1951年に准看護師制度が創設され、その結果、2005年末における准看護師の就業者数は看護職員の3割を占め、准看護師はわが国の医療の普及に大きく貢献しています。

国民皆保険導入時に「保険はあるが医療なし」とされた無医地区問題も、大幅に解消されています。離島をはじめとした僻地医療の問題は今なお存在しつつも、交通事情の整備とともに、当時と比べれば状況は改善されています。

　先に触れた「病床」についても詳しく説明しましょう。1973年の老人医療費無料化に伴い、病床は急激に増加し、わが国の病床数の量的確保は1985年頃までにほぼ達成されました。

　しかし、地域によって病床数にも偏在が見られ、また、医療施設ごとの役割分担も不明確だったため、そこで、1985年に「第一次医療法改正」が行われました。これは、都道府県ごとに医療計画を策定し、地域における体系立った医療体制の実現を目指す大幅な改正で、この改正により、都道府県知事が地域の実情に応じた医療計画に沿って、公私立の医療施設の整備を進められるようになりました。具体的には、従来の公的病院の病床規制に加え、民間の病院についても、前提は自由開業制であるものの、二次医療圏（特殊な医療を除く一般的な医療サービスを提供する医療圏で、医療法に規定されており、複数の市区町村を1つの単位として認定するもの）単位で必要な病床数を設定し、それを上回る病床過剰地域は、都道府県医療審議会の意見を聴いたうえで、病院の開設、増床等に関して勧告を行うことができることになり、結果、自由開業制に一定の制約が課されることとなりました。これによって、制度施行前のいわゆる「駆け込み増床」を最後に、病院病床数の伸びに歯止めがかかることになりました。

　1992年に行われた第二次医療法改正では、医療施設の機能分化を推進することを目的に行われ、新たに「特定機能病院」及び「療養型病床群」が制度化されました。「特定機能病院」とは、高度な医療サービスの提供を行い、高度な医療技術の開発能力等の機能を有する病院のことで、他の

病院や診療所からの紹介患者の受入れを担う病院を指し、主として大学病院が指定されています。一方、「療養型病床群」とは、長期にわたり療養を必要とする患者のための病院で、長期の療養環境を重視した病床群として指定されました。

1997年に行われた第三次医療法改正では、複数の診療科を有し100床以上の病院を対象とした総合病院制度が廃止され、新たに、かかりつけの医師・歯科医師等に対する支援として、紹介患者への医療提供、施設・設備の共同利用や開放化、救急医療の実施、地域の医療従事者の研修などを行う病院として位置づける「地域医療支援病院」が制度化されました。

2000年の第四次医療法改正では、精神病床、感染症病床、結核病床以外の病床について、主として慢性期の患者が入院する療養環境に配慮した「療養病床」と医師・看護師の配置を手厚くした「一般病床」に区分されました［**図表1－10**］。この病床区分の変更の届出が義務付けられたことにより、多くの病院は一般病床としてエントリーしました。しかしながら、この一般病床として病院を維持するためには、高い医療密度を提供できることが要件として求められ、また、多くの病院が一般病床を病院が選択した理由は、急性期医療を提供していくことを目指している病院ももちろんありますが、実際のところ他の病床の施設要件を満たすことが難しいために一般病床にエントリーしたという裏事情もあったようです。

当時の一般病床と療養病床の施設基準は、比較的一般病床のほうが緩和されていました。具体的には、療養病床は長期の入院環境を整える目的から、1ベッド当たりの床面積や病棟の廊下幅は一般病床に比べて広いことが要件とされていて、この改正のタイミングで、病院が建替えや改築の費用を捻出することは難しく、とりあえず一般病床でエントリーした病院も多くありました。

第1章　2025年の公的保障を知るための温故知新

　その後、2006年の第五次医療法改正では、患者等への医療に関する情報提供の推進の一環として「入院診療・退院計画書（クリティカルパス）」の作成が義務付けられました。これにより、入院日数は、さらに効率化が図られ短期化しています。また、医療計画制度の見直し等を通じた医療機能の分化・連携の推進が行われ、特定機能病院や地域医療支援病院、がん診療連携拠点病院等、各医療機関の役割を明確にし、効率化が図られました。そして、地域や診療科による医師不足問題への対応と、医療従事者の資質の向上、患者安全の確保、とりわけ重要な改正として、医療法人制度改革も行われました。

　具体的には、特別医療法人が廃止となり、社会医療法人が設置された一方で、附帯業務の拡大が認められて有料老人ホームの設置が可能になりました。その結果、現在では病床はワイングラス型のいびつな構成となっています。後述しますが、厚生労働省では2025年に向けてこのいびつな病

[図表1－10]　病床機能分化の変遷

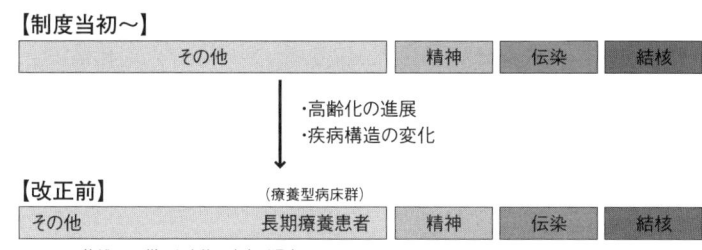

【制度当初～】
| その他 | 精神 | 伝染 | 結核 |

・高齢化の進展
・疾病構造の変化

【改正前】
| | （療養型病床群） | | | |
| その他 | 長期療養患者 | 精神 | 伝染 | 結核 |

依然として様々な病態の患者が混在

2000年11月「第四次医療法改正」により
⇒その他病床から「療養病床」と「一般病床」に選択する届出を
　法施行後2年半以内に義務付け

【改正後】
| 一般病床 | 療養病床 | 精神 | 伝染 | 結核 |

29

床構成を変えていく方針を打ち出しており、これら病床区分に代表される病床の機能分化は、今後の医療機関の経営や、私たちが受療する医療環境にも大きな影響を与えるのはもちろんのこと、民間保険のあり方にも大きな影響を与えていくことは間違いなさそうです。

死亡率低下と平均寿命の伸長

厚生労働省の資料（平成26年度簡易生命表）によれば、わが国の平均寿命は、2014年時点で、男性80.50年、女性86.83年で、今後も男女とも延びて、女性の平均寿命は90年を超えると見込まれています［図表1－11］。この平均寿命には、医療技術等の変化が大きな影響を与えています。

ところで、過去を振り返ってみると、戦後直後のわが国の死因の第1位は結核でした。その後、治療薬の普及や、定期健診・BCG予防接種の実施などの広く実施された公衆衛生対策に加えて、民間の全国的組織である結核予防会による調査研究、啓発、治療が行われました。国民の栄養水準の向上とも相まって、結核死亡率は大幅に低下し、結核をはじめとする感染症は、衛生水準の向上や抗生物質による治療が行きわたることでかなり克服されました。結果、その昔、国民病とまでいわれた結核による死亡者数は大幅に低下し、これは、疾病構造が急性疾患から慢性疾患中心の時代へと大きく変わったことを意味しています。

その後、脳血管疾患が結核に代わって死因の第1位を占めるようになり、1980年まで脳血管疾患の死因トップが続きました。その脳血管疾患による死亡も、後述するCTスキャンの発明やカテーテルを使った治療、また血圧降下剤や血中脂質等の薬剤の発達により大幅に低下しました。他方、高齢化に伴って、死亡数そのものは上昇傾向にあります。特に、悪性新生物の死亡数が上昇しており、心臓病、肺炎も高齢化の影響で死亡数が上昇

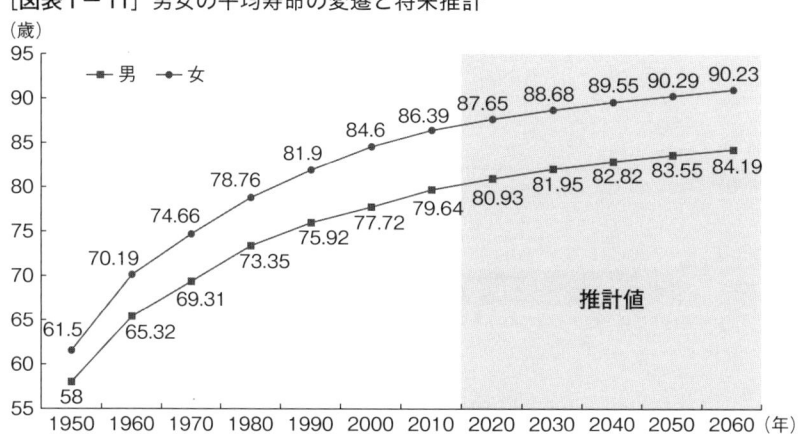

第1章　2025年の公的保障を知るための温故知新

[図表1-11] 男女の平均寿命の変遷と将来推計

(歳)

男女の平均寿命データ：
- 男性：1950年58、1960年65.32、1970年69.31、1980年73.35、1990年75.92、2000年77.72、2010年79.64、2020年80.93、2030年81.95、2040年82.82、2050年83.55、2060年84.19
- 女性：1950年61.5、1960年70.19、1970年74.66、1980年78.76、1990年81.9、2000年84.6、2010年86.39、2020年87.65、2030年88.68、2040年89.55、2050年90.29、2060年90.23

※2020年以降は推計値

出典：厚生労働省「簡易生命表」、国立社会保障・人口問題研究所「日本の将来推計人口（平成24年1月推計）」

しています。

　一方、健康寿命も延びています。しかし、平均寿命に比べて延びが小さいことが懸念されています。健康寿命とは、日常生活に制限のない期間のことをいい、2010年時点で、男性が70.42 年、女性が73.62 年と、それぞれ2001年と比べて延びています [図表1-12]。

　2010年の平均寿命は、男性で79.64歳、女性のほうで86.39歳で、2001年と比べると男性で1.57年、女性で1.46年延びているのに対して、健康寿命は男女ともに1.0年前後の延びに留まっています。ここでのポイントは、平均寿命が延びているにもかかわらず、同じだけ健康な期間、健康な状態が延びてきていないということです。実際に、ここで生じている差の部分は何か、ずばりこれが「介護」ということです。言い換えれば、自立した状態から要介護の状態になって、亡くなるまでの期間であり、男性では5～10年、女性のほうは10～15年です。男女ともに個人差はあるものの、

[図表1－12] 健康寿命に関する全国の年次推移

年	男性			女性		
	日常生活に制限のない期間の平均（年）	日常生活に制限のある期間の平均（年）	平均寿命（年）	日常生活に制限のない期間の平均（年）	日常生活に制限のある期間の平均（年）	平均寿命（年）
2001	69.40	8.67	78.07	72.65	12.28	84.93
2004	69.47	9.17	78.64	72.69	12.90	85.59
2007	70.33	8.86	79.19	73.36	12.63	85.99
2010	70.42	9.22	79.64	73.62	12.77	86.39

出典：厚生労働科学研究「健康寿命における将来予測と生活習慣病対策の費用対効果に関する研究」

女性のほうが日常生活に制限のある期間、いわゆる介護の期間が長くなっています。

高齢化で国民医療費高騰へ

　厚生労働省では、社会保障を持続可能なものとしていくため、団塊の世代が75歳になる2025年を重要な年と捉え、様々な予測と検証を行い、必要な対策を検討しています。ここでは、その国民医療費について2025年までの医療費の推計を見ていきます。

　[図表1－13]によれば、推計した2013（平成25）年度の国民医療費は40.1兆円となっています。国民医療費は、その後の2015（平成27）年度には5.6兆円増えて45.7兆円、2025（平成37）年度には21.7兆円増えて61.8兆円と予測されており、実に国民医療費だけで60兆円超える現実が予測されています。しかも、これは何かの震災や疫病の流行等による単年の国民医療費の増加を想定したものではありません。私たちが迎える2025年には、これだけの医療費増大が発生することが推計されているのです。そして、この頃の「国民医療費の対国民所得比」は、現在の10〜

第1章　2025年の公的保障を知るための温故知新

11%をはるかに超えていることでしょう。

　厚生労働省では、高齢者の医療費の特徴から、2025（平成37）年の国民医療費がどのように増えていくのかを予測・検証しています。同省の分析では、医療費の集団比較や異なる時点での比較、世代別の国民医療費の動向をつかむために、医療費総額を加入者数で割った「1人当たり医療費」を用いています。この1人当たり医療費は、3つの要素に分解できます。

> 1. 疾病の診療の「発生率」（入院開始割合、外来の受診開始割合）
> 2. 疾病の診療の「期間」（入院の在院日数、外来の通院日数・通院期間）
> 3. 疾病の診療の「単価」（入院1日当たり医療費、外来1日当たり医療費）

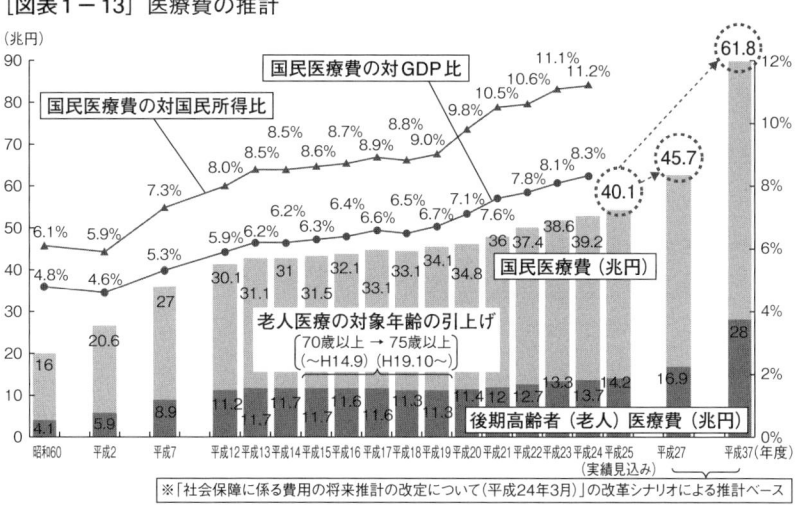

[図表1－13] 医療費の推計

（兆円）

年度	国民医療費（兆円）	後期高齢者（老人）医療費（兆円）	対国民所得比	対GDP比
昭和60	16	4.1	6.1%	4.8%
平成2	20.6	5.9	5.9%	4.6%
平成7	27	8.9	7.3%	5.3%
平成12	30.1	11.2	8.0%	5.9%
平成13	31.1	11.7	8.5%	6.2%
平成14	31	11.7	8.5%	6.2%
平成15	31.5	11.6	8.6%	6.3%
平成16	32.1	11.6	8.7%	6.4%
平成17	33.1	11.6	8.9%	6.6%
平成18	33.1	11.3	9.0%	6.7%
平成19	34.1	11.3	8.8%	6.5%
平成20	34.8	11.4	9.0%	7.1%
平成21	36	12.7	9.8%	7.6%
平成22	37.4	13.3	10.5%	7.8%
平成23	38.6	13.7	10.6%	8.1%
平成24	39.2	14.2	11.1%	8.3%
平成25（実績見込み）	40.1			
平成27	45.7	16.9		
平成37（年度）	61.8	28	11.2%	

老人医療の対象年齢の引上げ
（70歳以上 → 75歳以上）
（～H14.9）（H19.10～）

※「社会保障に係る費用の将来推計の改定について（平成24年3月）」の改革シナリオによる推計ベース

出典：厚生労働省「医療保険に関する基礎資料」（平成24年）、「第58回社会保障審議会医療保険部会資料」

1人当たり医療費を年齢階級別に分析してみると、年齢とともに高くなり、70歳代までは外来（入院外＋調剤）の割合が高く、反対に80歳代になると入院（入院＋食事療養）の割合が高くなる傾向が読み解けます。

　後期高齢者と現役世代では、1人当たり医療費にどの程度の差があるのでしょうか。**[図表1－14]** は、後期高齢者である75歳以上と、現役世代の医療保険加入者の1人当たりの年間診療費を比べたものです。資料内の1人当たり診療費とは、病院でかかる通院や入院のときにかかる費用のことで、入院には入院時食事療養費・入院時生活療養費（医科）を含み、外来は入院外（医科）及び調剤費用額の合計を指します。

　これによれば、現役世代が年間20.1万円を使うのに対して、後期高齢者は年間90.4万円と、現役世代の5倍弱の診療費を使っています。そのうち入院だけをみると、実に現役世代の7倍です。つまり、75歳以上の後期高齢者になると、現役世代に比べて、診療費は5～7倍が必要になることがわかります。

　高齢者の医療費の動向から読みとれる顧客のニーズは、高齢における医療費の自己負担増です。国は、社会保障を持続可能なものとして堅持していくうえで、公的医療における高齢者に相応の負担が必要なことも重要な要素のひとつであることも示唆しています。

　今後、民間保険の商品に対して、この顕在化する高齢者の疾病リスクに対して柔軟に対応できる商品の開発が期待されています。

第1章 2025年の公的保障を知るための温故知新

[図表1－14] 後期高齢者医療費の特性

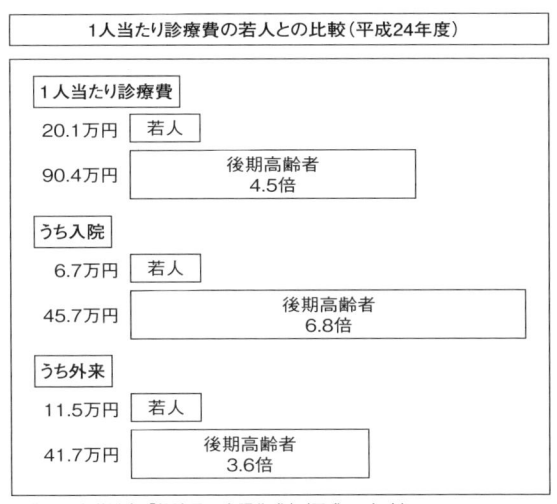

1人当たり診療費の若人との比較（平成24年度）

1人当たり診療費
- 20.1万円　若人
- 90.4万円　後期高齢者　4.5倍

うち入院
- 6.7万円　若人
- 45.7万円　後期高齢者　6.8倍

うち外来
- 11.5万円　若人
- 41.7万円　後期高齢者　3.6倍

出典：厚生労働省「保険局調査課作成」（平成24年度）

●緑茶・コーヒー摂取で病気の発症リスクが下がる？！ コラム

コーヒーを飲むと脳こうそく発症リスクが下がる

　コーヒーを飲まない群を基準とした場合、循環器疾患の発症危険度は、週に3～6回では0.89、毎日1杯では0.84、毎日2杯以上飲む群は0.89と下がっており、脳卒中でも、0.89、0.80、0.81と低下傾向が見られました。

　さらに脳こうそくの発症危険度では、週に1～2回、週に3～6回、毎日1杯、毎日2杯以上飲む群は順に、0.87、0.83、0.78、0.80と低下傾向が見られました。この背景には、コーヒー摂取頻度が高いと糖尿病の既往歴の割合が低い傾向が影響していると考えられています。糖尿病は脳こうそくの危険因子であり、そのためコーヒー摂取頻度が多いと脳こうそくの発症が低く抑えられていることが推察されます。

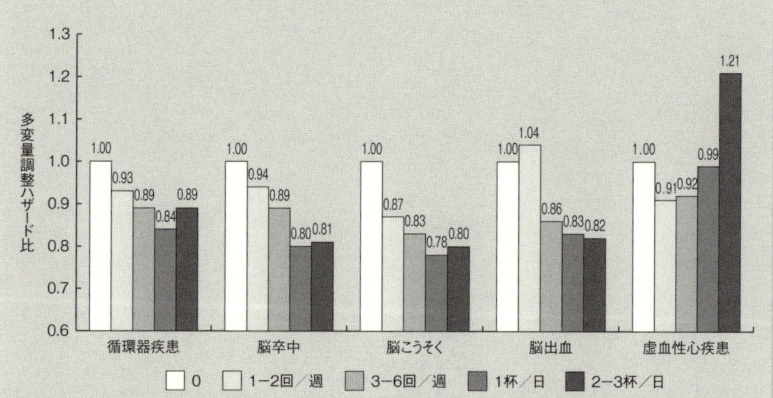

	循環器疾患	脳卒中	脳こうそく	脳出血	虚血性心疾患
0	1.00	1.00	1.00	1.00	1.00
1-2回／週	0.93	0.94	0.87	1.04	0.91
3-6回／週	0.89	0.89	0.83	0.86	0.92
1杯／日	0.84	0.80	0.78	0.83	0.99
2-3杯／日	0.89	0.81	0.80	0.82	1.21

（縦軸：多変量調整ハザード比）

出典：独立行政法人国立がん研究センターがん予防・検診研究センター予防研究部多目的コホート研究（JPHC研究）

緑茶を飲むと循環器疾患の発症予防に

緑茶を飲まない群を基準とした場合、毎日2～3杯、4杯以上の群の危険度は、それぞれ循環器疾患発症で0.85と0.84、脳卒中発症で0.86と0.80となっていました。同様に毎日4杯以上の群の脳こうそく発症の危険度は0.86で、毎日1杯は0.78、2～3杯は0.77、4杯以上の群の脳出血の危険度は0.65となっていました。

いずれの結果からも、緑茶が発症危険度を抑える作用があることが推察されます。

緑茶にはカテキンなどの抗酸化作用、抗炎症作用、抗血栓作用、血漿酸化防止と抗血栓形成効果などによる複数の血管保護効果がみられます。

独立行政法人国立がん研究センターのがん予防・検診研究センター予防研究部では、いろいろな生活習慣と、がん・脳卒中・心筋こうそ

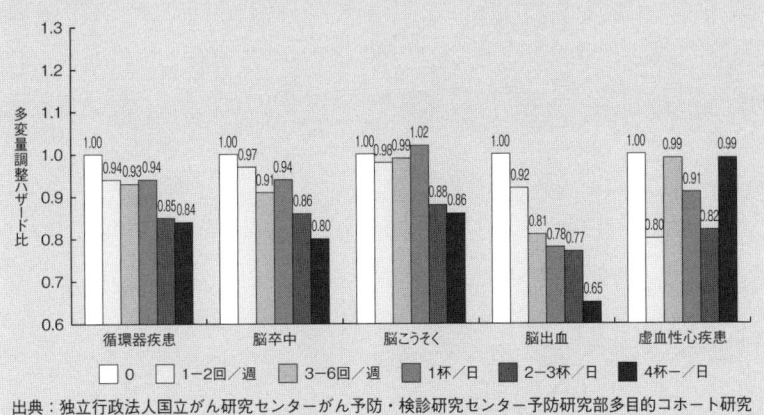

出典：独立行政法人国立がん研究センターがん予防・検診研究センター予防研究部多目的コホート研究（JPHC研究）

くなどの病気との関係を明らかにし、日本人の生活習慣病予防に役立てるための研究を行っています。

　緑茶の先行研究では、1日1杯未満の緑茶を基準にして、日に5杯以上緑茶を摂取する群において、全死亡と循環器疾患死亡のリスクがそれぞれ15%と26%、低いことが報告されています。

　また、緑茶をよく摂取する群で脳卒中、脳こうそく、脳出血発症のリスクが低いという報告もあります。緑茶と虚血性心疾患発症については、これまでの研究では、その関連性が認められませんでした。

　今回の研究は、脳卒中発症との関連をこれだけ大勢の対象者で検討した初めてのものであり、これまでの研究と同様の結果が得られています。

　打合せや商談につきもののコーヒーと緑茶ですが、リラックスした空間づくりだけでなく、私たちの健康維持にも一役かってくれているようです。

第2章

世界トップクラスの長寿を支えたわが国の医療

1 医療を取り巻く現状

人生において老後の割合が増えている

　平均寿命が延びたことにより、ライフプランは大きな影響を受けています。[図表2－1]は、統計でみた会社員の平均的なライフサイクルです。たとえば、平均寿命が延びたことで定年後の期間が長くなり、人生においてその割合が増大していることがわかります。

[図表2－1] 平均的なライフサイクル

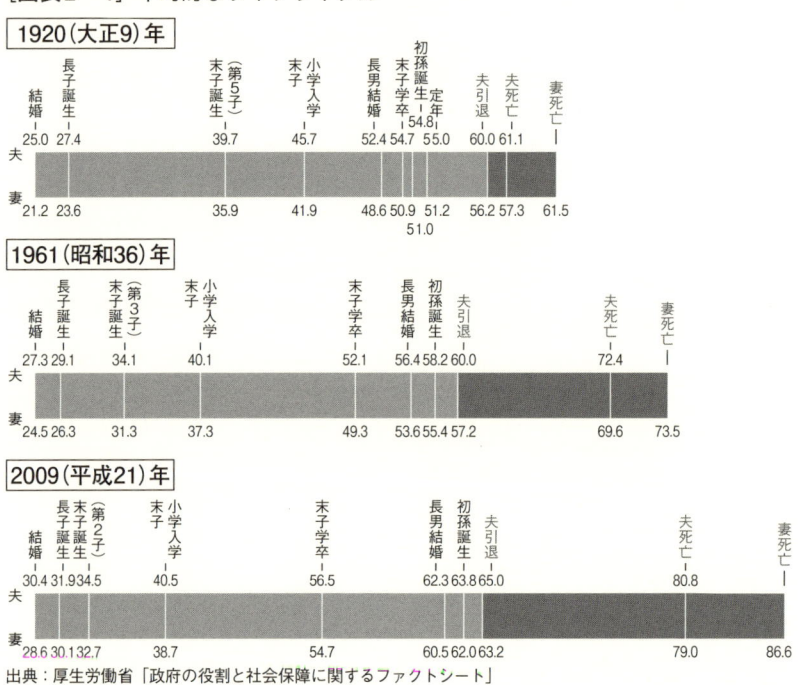

1920(大正9)年
夫：結婚25.0／長子誕生27.4／末子(第5子)誕生39.7／末子小学入学45.7／長男結婚52.4／初孫誕生54.7／末子学卒54.8／定年55.0／夫引退60.0／夫死亡61.1／妻死亡
妻：21.2／23.6／35.9／41.9／48.6／50.9／51.0／51.2／56.2／57.3／61.5

1961(昭和36)年
夫：結婚27.3／長子誕生29.1／末子(第3子)誕生34.1／末子小学入学40.1／末子学卒52.1／長男結婚56.4／初孫誕生58.2／夫引退60.0／夫死亡72.4／妻死亡
妻：24.5／26.3／31.3／37.3／49.3／53.6／55.4／57.2／69.6／73.5

2009(平成21)年
夫：結婚30.4／長子誕生31.9／末子(第2子)誕生34.5／末子小学入学40.5／末子学卒56.5／長男結婚62.3／初孫誕生63.8／夫引退65.0／夫死亡80.8／妻死亡
妻：28.6／30.1／32.7／38.7／54.7／60.5／62.0／63.2／79.0／86.6

出典：厚生労働省「政府の役割と社会保障に関するファクトシート」

第2章 世界トップクラスの長寿を支えたわが国の医療

　結婚というキーワードからひも解いてみても、その時期が延びていることを知ることができます。

　大正時代の男性は20歳代前半で結婚しています。結婚が早いということは、生涯に授かる子どもの数にも影響を与え、当時には合計特殊出生率という指標はないものの、現存するその世代の人々の家族構成に照らして考えると、5〜7人兄弟は決して珍しくありませんでした。そして、大正時代の一般的な定年の時期は55歳で、ここから老後が約10年間、天寿は60歳代でまっとうしていく、これが大正時代のライフプランのイメージです。

　次に、昭和の時代は、男性の平均初婚年齢は20歳代後半で、戦後の合計特殊出生率は2〜3人、そして1人台に下がっていきます。この頃の一般的な定年の時期は60歳で、その後15年の老後を過ごし、天寿は70歳代でまっとうしていく、これが昭和のライフプランのイメージです。

　では、私たちが今、生きている平成の時代はというと、男性の平均初婚年齢は30歳代前半で、女性も30歳手前、そのため初産の平均年齢もちょうど30歳くらいになり、生涯に授かる子どもの数も減っています。現在の一般的な定年は65歳で、65歳から20年の老後を過ごし、天寿は80歳代でまっとうしていく、これが私たちが生きている平成時代のライフプランのイメージです。2013年4月に施行された「改正高年齢者雇用安定法」により、老齢厚生年金の受給開始年齢の引上げとともに段階的に定年の時期も引き上げられ、雇用主には、2025年4月からは希望する従業員全員の雇用を65歳まで確保するよう「定年退職制度の廃止」「定年年齢の引上げ」「再雇用制度」のいずれかを実施することが義務付けられました。この改正は、従来の60歳定年制から実質的な「65歳定年制」への移行により、厚生年金の受給開始年齢が65歳まで段階的に引き上げられるのに対応し、年金受給まで無収入になる人が増えるのを防ぐというねらいがあります。

[図表2-2] 貯蓄の目的（60歳以上）

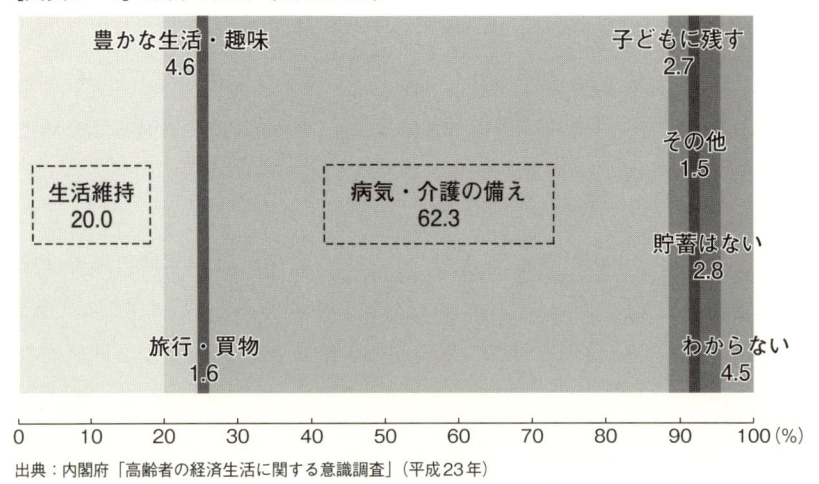

豊かな生活・趣味 4.6		子どもに残す 2.7
		その他 1.5
生活維持 20.0	病気・介護の備え 62.3	貯蓄はない 2.8
旅行・買物 1.6		わからない 4.5

出典：内閣府「高齢者の経済生活に関する意識調査」（平成23年）

　人生において老後の割合は確実に増えています。年齢でいえばおおむね65歳以降です。この世代は、病気や介護のリスクが高くなる時期でもあり、また就業収入が減少する期期でもあります。そのため、これから老後を迎えるこの世代こそ、ご先祖様と比べて、老後生活資金の準備と、医療や介護についての備え、老後へ備えに重点をシフトしていくことが必要になっているといえます。

　このことは、[図表2-2]からもよくわかります。60歳以上の貯蓄の目的では、「病気・介護の備え」が最も多く、次いで「生活維持」でした。このデータから読みとれることは、高齢者の多くが「病気や介護」と「生活維持」に不安を抱いているという事実です。だからこそ民間保険では、これらの不安に対して、医療保障や介護保障、または貯蓄性商品で対応していかなければなりません。

たとえば、東京海上日動あんしん生命やジブラルタ生命では、公的介護の要介護2（または所定の介護状態）の場合に、一時金が支払われる終身保険を展開しています。この商品は、払込期間中解約返戻金が抑えられているため、年齢や保険料払込期間によっては、払込完了後に支払った額に近い返戻金が確保できます。そのため、介護状態だけでなく、元気に老後を迎えた際にも老後生活資金の確保にもつながる終身保険といえるでしょう。

　また、三井住友海上あいおい生命では、介護保障（詳細は第3章）を終身医療保険の特約として展開しています。これにより、「多くの人はまず生活習慣病を患い、その後に介護状態になっていく」、加齢とともに変化する保障の流れを同時に提案することができ、一般の人ではなかなかイメージしにくい介護保障について受け入れやすい商品であり、時流に沿っているといえるものです。

疾病構造の変化で「治療」から「予防」へ

　厚生労働省では、生活習慣病に対する国民への理解を促すため、［図表2－3］の資料にあるような枠組みでリスク階段を表現しています。
　これは、左から見る資料で、不健康な生活習慣、不適切な食生活、エネルギー、食塩、脂肪の過剰、運動不足、ストレス過剰、飲酒、喫煙など、いわゆる好ましくない生活習慣を過ごしていると、その人に次に訪れるのは隣の境界領域期です。ここは、肥満、高血糖、高血圧の予備軍でもあり、特定健診で指摘を受ける、いわゆる「メタボリックシンドローム」の領域です。ここで生活習慣を改めないと、次は内臓脂肪症候群としての生活習慣病の領域に入り、肥満症、糖尿病、高血圧症などに代表される危険因子とされる基礎疾患につながり、この基礎疾患が複数合わさり重度化してし

[図表2-3] 段階的に進む疾病の重度化

不健康な生活習慣	境界領域期 予備群	内臓脂肪症候群としての生活習慣病	重症化・合併症	生活機能の低下・要介護状態
・不適切な食生活（エネルギー・食塩・脂肪の過剰等） ・運動不足 ・ストレス過剰 ・飲酒 ・喫煙等	・肥満 ・高血糖 ・高血圧 ・高脂血症 など	・肥満症 ・糖尿病 ・高血圧症 ・高脂血症等	・虚血性疾患（心筋こうそく、狭心症） ・脳卒中（脳出血、脳こうそく等） ・糖尿病の合併症（人工透析、失明）等	・半身のまひ ・日常生活における支障 ・認知症等

出典：厚生労働省「医療制度改革関連法に関する都道府県説明会配付資料」（平成18年7月10日）

まい、虚血性心疾患や脳卒中、糖尿病の合併症等を発症につながっていきます。さらに重い状態になると、一番右の「生活機能の低下、要介護状態」に陥り、半身のまひ、日常生活における支障、認知症等の最も重症化した状態となります。

　何より、社会保障を維持していくうえで、この5つの枠組みのなかでその人口が増えると困る領域は、一番右の枠の生活機能の低下、要介護状態です。この領域の人口が増えると、当然ながら、社会保障費は医療、介護、障害ともに増大し、ますます財政が悪化してしまいます。また、障害の場合は、障害認定を受けることで障害年金や障害手当等の公的な保障給付が増えることになります。結果、わが国の社会保障をよりいっそう逼迫させてしまうことが予想されるというわけです。

　この領域の層の増加が懸念される一方で、この領域の人口も以前と比べて増えています。原因のひとつに高齢化が考えられ、死亡原因の変化が大きな影響を与えています。従来は、この層の人口はあまり多くなく、むしろその手前の重症化・合併症の領域の人、虚血性疾患や脳卒中を患っている人のほうが多くて高い死亡率でした。ところが、医学の進歩とともに救命率が上がり、結果、このステージでの死は乗り越えたものの、重い障害

や介護状態で働けなくなってしまい、人生の幕引きを迎えるパターンに変わってきているというわけです。

　ここで、問題視されていることは、要介護状態も、半身のまひも、認知症も、どれひとつとして現在の医療で完全に治せるものがないという点です。だからこそ、厚生労働省を中心に、根本的に治すことが難しいのであれば、それより前のステージの人口を減らしていこう、とりわけ生活習慣病の予備軍である境界領域期の人、いわゆるメタボリックシンドロームの人口を減らすことによって、最終的な国民医療費や介護費用の増大を抑えていこうと、様々な活動に取り組んでいるのです。

　誰しも、この一番右の最後ステージは通りたくないところですが、医学の進歩とともに、命は救われたものの、働けない就業不能となる、重い障害または介護という状態になってしまう人もこれからも増えていくことでしょう。そのため、今後の民間保険の役割には、最後のステージとその一歩手前の重い生活習慣病に対してだけでなく、生活の質そのものを保っていくために必要な商品開発と保障の提案、そして顧客への啓蒙にあると思います。

　つまり、国として「障害」や「介護」等の重度化を減らしていくことに傾注していることを考えれば、民間保険の要点もそれに同調していくことが望まれます。ただし、ここで問題なのは、保障の要点が「死亡」から「障害」や「介護」に変化しているにもかかわらず、一般の人が考えるライフプランリスクが「死亡」にいまだ偏っていることです。元来、死とは、究極の不幸であり、誰しも避けて通れないものです。このことに難色を示す一般の人の感覚に、生き長らえながら不自由する「障害」「介護」というリスクの存在を認識させることは、決して容易なことではありません。民間保険に携わる人にとって重要なことは、「障害」や「介護」のリスクに

ついて例を示して伝え続けること、万一起きた際に本人や家族のライフプランに非常に大きなダメージを与えてしまうリスクを軽減すべくサービスを提供していくことであり、そのためにも日々の研鑽が必要です。

2 病気は「治らないけど死なない」ものが中心に

▶ 成人病から生活習慣病へ

　悪性新生物、心疾患、脳血管疾患については、40歳前後から急に死亡率が高くなり、加齢とともに罹（かか）りやすくなる病気ということから「成人病」と呼ばれ、国民の関心が高まっています。この「成人病」という用語は、1996年に「生活習慣病」に変更されました。

　名称が変わった理由は、以前は「成人病」の発症や進行には加齢によるものが多いと考えられてきましたが、実は生活習慣が大きく関与していることがわかってきたからです。具体的には、成人の慢性疾患は、ある日突然発症するのではなく、若い頃からの食生活や運動、睡眠、喫煙、飲酒、ストレスなどの生活習慣を長年にわたって不適切に積み重ねた結果、発症することが多いことがわかり、乱れた生活習慣の結果、子どもにも「成人病」と同じような症状が増えてきため、生活習慣によって起きるということを広く理解してもらうという意味を込めて、従来の成人病から「生活習慣病」と名称変更されました。そして、現在では「生活習慣病」という用語は広く普及し、定着しています。

　わが国では、第二次世界大戦後、生活環境の改善や医学の進歩によって感染症が激減する一方で、がんや循環器疾患などの生活習慣病が増加し、疾病構造は大きく変化してきました。健康状態を示す包括的指標でもある

第2章　世界トップクラスの長寿を支えたわが国の医療

「平均寿命」からもわかるとおり、わが国は世界的に高い水準を示し、特に女性は長きにわたり世界一の水準を維持しています。こうした成果は、わが国の高い教育と経済水準、保健医療水準、生活習慣の改善に支えられ、国民全体の努力によって成し遂げられたものです。

感染症中心の時代は、比較的診断自体は単純に行えていました。病気の発症原因は、病原菌やウイルスが中心で、診断も治療方針も明確で、医療技術や薬の進歩により完全に治るケースも多かったはずです。

一方、現在は生活習慣病の時代に変わっています。個々人の生活習慣が発症原因となり、診断自体が難しくなってきました。さらに治療は、個々のライフスタイルを改善してもらうことが改善の近道ということで、真の意味での完治というのが難しくなってきています。

この真の意味で完治がない、「根本的に治らない」ことで新たに発生したリスクが「再発」です。民間保険では、一定の条件はありますが「再発の場合は何度でも」というキャッチフレーズで、特定（三大）疾病を保障する商品を展開する会社も増えてきました。ただ、一般の人は、病気に罹った経験も少なく、再発リスクへの備えの重要性が十分に理解できません。表現を変えれば、一度病気を経験した人にとっては、「再発」で保障される保険商品の有用性は痛いほどわかるでしょう。また、医療の最前線で完治の難しい病気と闘い続け、そのジレンマを感じている医師もそのリスクを十二分に理解しているはずです。一般の人に、保障提案をする際には、「なぜ再発のリスクへの備えが必要なのか」という理由をまず理解してもらうように働きかけて、その後に「再発」を保障するメリットをアピールするという流れのほうが、聞き手側からして腹落ちするといえるでしょう。

逆説的にいえば、今の病気の特徴は、「根本的に治らないけど、命は救ってもらえる死なない病気」といえるのかもしれません。現在、国では、病

気が治らないことを前提に、壮年期死亡の減少、健康寿命の延伸及び生活の質の向上を実現することを目的として、生活習慣病の原因とそれを生む生活習慣の改善を目標化したものとして、「健康日本21」という予防政策を行っています。

ここで、これまでのわが国の健康増進対策の沿革を整理してみます。

健康増進（Health Promotion）の考え方は、国際的には、もともと1946年にWHO（世界保健機関）が提唱した「健康とは単に病気でない、虚弱でないというのみならず、身体的、精神的そして社会的に完全に良好な状態を指す」という健康の定義から出発しています。その後、1970年代になると、健康増進は、疾病とは対比した理想的な状態、すなわち健康を想定し、それをさらに増強することを意味する概念的な定義がなされました。そして、1980年代以降、健康増進はもう一度捉え直され、個人の生活習慣の改善だけでなく、環境の整備を合わせたものとして改めて提唱されました。このように、健康増進という考え方は、時代によってその内容が変遷し、わが国においても健康増進に係る取組みとして、「国民健康づくり対策」が1978年から数次にわたって展開されてきました。

①第一次国民健康づくり対策（1978（昭和53）年～）

健康づくりは、国民一人ひとりが「自分の健康は自分で守る」という自覚を持つことが基本で、行政としてはこれを支援するため、国民の多様な健康ニーズに対応しつつ、地域に密着した保健サービスを提供する体制を整備していく必要があるとの観点から、①生涯を通じた健康づくりの推進、②健康づくりの基盤整備、③健康づくりの普及啓発、を柱として取組みが推進されました。

②第二次国民健康づくり対策《アクティブ80ヘルスプラン》(1988(昭和63)年〜)

　第一次の対策などの施策を拡充するとともに、運動習慣の普及に重点を置き、栄養・運動・休養のすべての面で均衡のとれた健康的な生活習慣の確立を目指すこととし、取組みが推進されてきました。

③第三次国民健康づくり対策《21世紀における国民健康づくり運動(健康日本21)》2000年〜)

　壮年期死亡の減少、健康寿命の延伸及び生活の質の向上を実現することを目的として、生活習慣病及びその原因となる生活習慣等の国民の保健医療対策上重要となる課題について、10年後を目途とした目標等を設定し、国及び地方公共団体等の行政にとどまらず、広く関係団体等の積極的な参加及び協力を得ながら、「一次予防」の観点を重視した情報提供等を行う取組みを推進しました。この2000年4月にスタートした健康政策の概要は、病気の予防を重視して、生活習慣を改善する目標の設定と評価し、健康は「守るもの」から「つくるもの」へと発想の転換を促しました。積極的な一次予防の推進を目的に、栄養、食生活、そして運動、さらにストレス、アルコール、たばこ、これら五大生活習慣を中心に改めることで、そこから派生する基礎疾患、肥満、高血圧、高血糖、高脂血症等を減らし、その後に訪れる生活習慣病であるがん、脳卒中、心疾患、糖尿病、または歯周病などを予防し、「健康寿命」を延ばしていこうというもので、「健康日本21」と呼ばれる考え方です。

　健康日本21は、国が目指す疾病予防の指標で、信用性の高い健康情報です。昨今は、健康意識の高まりから健康に関する情報が氾濫し、その信憑性に「？」のものも見受けられます。民間保険に携わる人が、疾病に関する情報の真偽を伝えるうえでは、健康日本21の指標こそ参考にすべき

ものです。誰しも、健やかな日々が続いていくことを願い、その維持につながる情報、食生活や運動、休養や飲酒の情報には耳を傾けてくれます。耳なじみの良い、これら健康につながる情報を提供できる人は、魅力的な情報を提供してくれる人として好まれるでしょう。健康日本21に代表される健康維持につながる情報を提供することは、一般の人が自分のこととして向き合いにくいライフプラン上のリスクを、反射的に認識することにつながります。一度、自分の周りの大切な人にこそ、「健康情報」と「備え」につながる健康日本21を語ってみてはいかがでしょうか。

3 疾病対策は「治療」から「予防」へ

国民をがんから守るために

　疾病構造は変わり、がんによる死亡数は全死亡数の3割を超え、がん対策の強化は国民的関心の高い重要な課題です。

　1984年度には「がんの本態解明」を目標に「対がん10カ年総合戦略」が、1994年度には「がんの本態解明からがん克服へ」を目標に「がん克服新10カ年戦略」が進められてきました。そして、2004年からは、研究、予防、臨床への応用を総合的に推進することを目指して「第三次対がん10カ年総合戦略」を定め、がんの罹患率と死亡率の激減という戦略目標のもと、①がん研究の推進、②がん予防の推進、③がん医療の向上とそれを支える社会環境の整備を内容とする、がん対策の総合的な推進に取り組んでいます。

　「がん対策基本法」が2006年に施行され、同法は広範囲にわたってわが国の今後のがん対策の進むべき道を体系的に示しています。同法は、関係者（国、地方公共団体、医療保険者、国民及び医師等）の責務を明らかに

するとともに、がん対策の一層の充実を図るために、国が新たに設置する審議会である「がん対策推進協議会」の意見を聴いたうえで「がん対策推進基本計画」を策定し、それをベースに都道府県が地域特性を踏まえて「都道府県がん対策推進計画」を策定するとしています。そこに示された考え方、目標等を具体化する各種施策について、政府としてさらなる充実・強化を図っていくことが期待されるところです。

　具体的には、今後のがん対策の全体目標として、次のようなことに重点を置きつつ、がん患者を含めた国民の立場に立った施策を、総合的かつ計画的に推進していくこととしています。

・がんによる死亡者の減少（がんの年齢調整死亡率（75歳未満）の20％減少）
・すべてのがん患者及びその家族の苦痛の軽減並びに療養生活の質の維持向上
・放射線療法及び化学療法の推進並びにこれらを専門的に行う医師等の育成
・治療の初期段階からの緩和ケアの実施
・がん登録の推進

　同時に基本計画に基づき、国及び地方公共団体、また、がん患者を含めた国民、医療従事者、医療保険者、学会、患者団体を含めた患者団体及びマスメディア等が一体となってがん対策に取り組み、がん患者を含めた国民が、進行・再発といった病態に応じて、安心と納得ができる治療を受けられるようにするなど、「患者を含めた国民が、がんを知り、がんと向き合い、がんに負けることのない社会」の実現を目指すとしています。

このような社会情勢のなか、保険会社では、CSR（corporate social responsibility：企業の社会的責任）活動の一環として、積極的にがんに取り組んでいる会社もあります。
　たとえば、アフラックは、1958年に世界で初めて米国でがん保険を開発し、1974年に日本初のがん保険を発売した会社です。同社では、がん対策におけるCSRの取組みの一環として、都道府県をはじめとする全国の自治体とがん検診受診率向上等を目的としたがん啓発活動に関する提携を進めています。具体的には、①がん予防推進員制度への参加、②がん啓発資材の作成・配布、③がんに関する啓発セミナーの開催等を行っています。
　①の「がん予防推進員制度」とは、地域のがん検診受診を推進するための制度です。がんに関する講習の受講等を要件として自治体から資格を与えられた予防推進員が、地域住民に対してがん検診の重要性などを広く伝えていくもので、アフラック社員及びアソシエイツ（販売代理店）が都道府県の予防推進員に任命され、草の根活動によるがん啓発活動を展開しています。
　②の「がん啓発資材の作成・配布」は、自治体と連携したイベントの来場者に、がん情報を掲載した啓発チラシ配布している活動です。
　③の「がんに関する啓発セミナーの開催」は、自治体や新聞社と連携し、がんの早期発見・早期治療の推進などを目的に、がんに関する知識や最新情報などを広く一般の人に提供するセミナーを全国で開催する活動です。
　もう一例を挙げましょう。東京海上日動あんしん生命は、がんに対するCSR活動として①「ピンクリボン運動」（乳がんの早期発見の大切さをお伝えする運動）への支援、②検診の重要性を啓蒙する「街頭キャンペーン」の実施などを行っています。また、「お客様をがんからお守りする運動」

を展開しており、特徴的なのは、「全国代表代理店会議」です。この会議では、使命感を持って運動に積極的に取り組む代理店や取扱者や社員を本社に集め、がん体験者、医療従事者等の各講演を通じて、知識・使命感の向上を図るという活動です。この会議は、代理店や取扱者向けの全国各支店での定期的な勉強会・経験交流会・セミナーに加えて開催されており、全国の営業拠点には社内衛星放送システムで配信され共有が図られています。

　ここで紹介した2社だけでなく、民間保険会社はがんに関わるものだけでなく、様々な形でCSR活動を行っています。これらは、一般的なCSRという観点からも重要なことはいうまでもありませんが、民間保険においては保険会社社員をはじめ募集に携わるすべての人のモチベーションアップにつながるという特別な意味があります。保険自体の考え方は、「将来のリスクに対して備える」という不幸が前提となっているため、簡単にいってしまえば、保険は「不幸の時にこそ役立つ」ため、自分たちが社会にどのように貢献できているかを実感しづらいのも事実です。しかし、各々を鼓舞し高いパフォーマンスを発揮していくには、常に能動的に自分たちの存在意義を問いかけ続けることが必要です。民間保険に携わる人が所属保険会社や他社のCSR活動を通じて、「自分たちの仕事は世の中に必要なのか」「自分たちは社会に対して何で貢献できているのか」などと問いかけ続ける機会として捉えられるか否かは、重要なポイントといえるでしょう。

健康寿命

　第1章でも触れましたが、「健康寿命」とは、健康上の問題で日常生活が制限されることなく生活できる期間と定義されています。健康日本21（第一次）では、健康寿命を延ばすことが目的のひとつに掲げられていました。

しかし当時は、健康寿命の概念や算定方法などが明確ではなく、健康寿命に関する具体的な数値や目標も掲げられていませんでした。その後、研究が進み、健康寿命の概念や算定方法に関する一定の合意が得られた結果、健康日本21（第二次）においては、健康寿命に関する現状値が示され、目標に関する考え方も示されました。

この健康寿命を延ばしていくことは健康日本21（第二次）の進捗管理に有益であるとされ、中心課題の指標として盛り込まれています。健康寿命には様々な定義や算定方法がありますが、健康寿命の定義について、わが国では客観性の強い「日常生活に制限のない期間の平均」を主指標として、主観性の強い「自分が健康であると自覚している期間の平均」を副指標にすることで、相互に補完性のある評価が採用されています。次に、算定方法は、現状における公的統計との整合性・実施可能性などを踏まえた国民生活基礎調査データをもとに行われています。

第1章でも説明したとおり、平均寿命と健康寿命との差は、日常生活に制限のある「不健康な期間」を意味します。平均寿命と健康寿命（日常生活に制限のない期間）の差は、年々少しずつ拡がっていて、社会保障費で捉えたときにこれが問題視されているわけです。

今後、平均寿命は延びて、健康寿命との差が拡大すれば、健康な期間だけではなく、医療費や介護給付費の多くを消費する不健康な期間も増大することが予想されます。疾病予防と健康増進、介護予防などによって、平均寿命と健康寿命の開きが埋まっていけば、個人の生活の質の低下を防ぐとともに、社会保障負担の軽減も期待できます。このように、持続可能な社会保障制度を維持する観点からも、新たな国民健康づくり運動の展開によって国民の健康づくりのさらなる推進を図り、平均寿命の延び以上に健康寿命を延ばす（不健康な状態になる時点を遅らせる）ことは、とても重

要なことです。

　しかし現時点では、どのような生活習慣病の対策を通して、どの程度生活習慣病を減らすことが可能なのか、それにより健康寿命がどのくらい延ばせるのかを推定するためのエビデンスが存在せず、今後の研究の推進が期待されます。

　健康寿命の延伸という課題に取り組むに当たって、健康増進・疾病予防が担う役割は大きいですが、それに加えて疾病の早期発見、適切な治療管理による疾病の重症化予防、さらには介護予防や介護サービスなどの取組みも必要です。個々人の健康レベルや病気のリスク、保健医療福祉介護ニーズに応じて、これらの取組みを切れ目なく総合的に提供するためのシステム、「地域包括ケア」の構築が求められています。

　健康日本21（第二次）では、生活習慣病予防目標も設定しています。栄養・食生活、身体活動・運動、休養、飲酒、喫煙、歯・口腔の健康に関する生活習慣及び社会環境の改善に関する目標生活習慣病の発症を予防し、健康寿命を延伸するためには、国民の健康の増進を形成する基本的要素となるこれら項目の健康に関する生活習慣の改善が重要であるとして、各項目の目標を［**図表2－4**］のとおり設定しています。

　民間保険がこの目標値を活用している例として良く知られているものに、「非喫煙者の保険料割引」があります。定期タイプの死亡保険を、非喫煙者だった場合に保険料を大幅に低廉化するというものです。その他、BMIや血圧等も考慮されて健康優良者に段階的な割引を認めるものもあります。今後は、運動習慣や休養、飲酒などの生活習慣も勘案した、新しくリスク細分化された保険料率も期待されます。

　生活習慣改善の事実を、正確に何で把握するかのハードルが超えられれば、様々な新サービスが期待できます。たとえば、毎年の健康診断の数値

[図表2－4] 健康日本21（第二次）での各種生活習慣病予防目標

	目標項目
栄養・食生活	①適正体重を維持している者の増加（肥満、やせの減少） ②適切な量と質の食事をとる者の増加 　ア 主食・主菜・副菜を組み合わせた食事が1日2回以上の日がほぼ毎日の者の割合 　イ 食塩摂取量の減少 　ウ 野菜と果物の摂取量の増加 ③共食の増加（食事を1人で食べる子どもの割合の減少） ④食品中の食塩や脂肪の低減に取り組む食品企業及び飲食店の登録の増加 ⑤利用者に応じた食事の計画、調理及び栄養の評価、改善を実施している特定給食施設の割合の増加
身体活動・運動	①日常生活における歩数の増加 ②運動習慣者の割合の増加 ③住民が運動しやすいまちづくり・環境整備に取り組む自治体数の増加
休養	①睡眠による休養を十分とれていない者の減少 ②週労働時間60時間以上の雇用者の割合の減少
飲酒	①生活習慣病のリスクを高める量を飲酒している者（1日当たりの純アルコールの摂取量が男性40g以上、女性20g以上の者）の割合の減少 ②未成年者の飲酒をなくす ③妊娠中の飲酒をなくす
喫煙	①成人の喫煙率の減少（喫煙をやめたい人がやめる） ②未成年者の喫煙をなくす ③妊娠中の喫煙をなくす ④受動喫煙（家庭・職場・飲食店・行政機関・医療機関）の機会を有する者の割合の減少
歯・口腔の健康	①口腔機能の維持・向上 ②歯の喪失防止 ③歯周病を有する者の割合の減少 ④乳幼児・学齢期のう蝕のない者の増加 ⑤過去1年間に歯科検診を受診した者の割合の増加

出典：厚生労働省「健康日本21（第二次）の推進に関する資料」

をベースに、改善の見られる人に対して保険料を低廉化させることができる、または健康促進につながるクーポンや商品がもらえ、さらに健康維持に努めることができる「健やかさん割引」や、BMIの改善が見られた場合に何かのプレミアムがもらえる「ダイエット成功者プレゼント」など、

第2章　世界トップクラスの長寿を支えたわが国の医療

健康日本21の活動指標を活用した商品開発が活発になることを期待します。国が守ろうとする姿勢に合わせて、民間保険がそれを追って補って支援していく姿は、まさに民間保険が本来期待されている「公的保険をカバーする役割」そのものであり、民間保険の新サービスのベースとなる指標として、健康日本21の活用をぜひ期待したいところです。

主要な生活習慣病の発症予防と重症化予防の徹底

わが国の主要な死亡原因であるがんと循環器疾患に加えて、患者数が増加傾向にあり、重大な合併症を引き起こす恐れのある疾患に糖尿病があります。また、死亡原因として急速な増加が予測されるCOPD（慢性閉塞性肺疾患）への対策は国民の健康寿命の延伸を図るうえで重要な課題であり、健康日本21（第二次）でも各目標項目が設定されています**[図表2-5]**。

[図表2-5]　主要な生活習慣病の発症・重症化予防の目標値

	目標項目
がん	①75歳未満のがんの年齢調整死亡率の減少（10万人当たり） ②がん検診の受診率の向上
循環器疾患	①脳血管疾患・虚血性心疾患の年齢調整死亡率の減少（10万人当たり） ②高血圧の改善（収縮期血圧の平均値の低下） ③脂質異常症の減少 ④メタボリックシンドロームの該当者及び予備群の減少 ⑤特定健康診査・特定保健指導の実施率の向上
糖尿病	①合併症（糖尿病腎症による年間新規透析導入患者数）の減少 ②治療継続者の割合の増加 ③血糖コントロール指標におけるコントロール不良者の割合の減少（HbA1cがJDS値8.0%（NGSP値8.4%）以上の者の割合の減少） ④糖尿病有病者の増加の抑制 ⑤メタボリックシンドロームの該当者及び予備群の減少（再掲） ⑥特定健康診査・特定保健指導の実施率の向上（再掲）
COPD （慢性閉塞性肺疾患）	①COPDの認知度の向上

出典：厚生労働省「健康日本21（第二次）の推進に関する資料」

ここで、「健康日本21」を取り上げる理由は、「予防」が民間保険をプロモートするうえで、非常に重要なキーワードだからです。「健康日本21」では、私たちが直面する可能性の高い生活習慣病について、その因果関係を根拠あるデータから、予防できる可能性までを示唆しています。これらの予防情報を販売員の一人ひとりが把握し、さらに顧客に知ってもらうことは、不適切な生活習慣を日々過ごす行為が、どれだけ生活習慣病リスクを高めているのかという注意喚起につながります。

　何より、不適切な生活習慣は、多くの人が思い当たることでしょう。言い換えれば、「健康日本21」の各種情報を伝えていく活動は、「誰もが生活習慣病リスクを持っていますよ」「病気のリスクは他人事ではありませんよ」と注意喚起することと同じ効果が期待できます。

　従来、民間保険では、顧客に対して「リスク」を明確に説明し、露骨に死亡や病気の発生よって起こるマイナスイベントをイメージさせる、どちらかというと脅し気味の営業スタイルが多く見られました。これからは、ライフプラン上のリスクを知ってもらうために、病気の予防につながる情報提供を行うことで、注意喚起につなげていく方法が有効だと考えています。「健康日本21」は、最新の日本人の生活習慣リスクを事細かに示してくれています。この情報を活用することで、これまでの「トラブルシューティング型営業」から「健康インセンティブ型営業」へと転換が図られると思いますし、これを展開できるかどうかが民間保険会社の使命、これからの保険販売のキーワードといっても、決していいすぎではないでしょう。

健康日本21（第二次）における三大疾病の対策

①がんの死亡数・罹患数の実態

　がんは、1981（昭和56）年からの今日まで30年以上の間、わが国の死因の第1位に君臨する病気です。人口動態統計によると、2010年にがんで死亡した日本人は35万人（男性21万人、女性14万人）で、総死亡の約30％を占めており、日本人の3人に1人はがんで亡くなり、特に、50歳代後半においては、死因の半数近くをがんが占めているとの統計もあります。

　がんによる死亡を部位別にみると、男性では、肺、胃、大腸、肝臓、膵臓の順に多く、女性では、大腸、肺、胃、膵臓、乳房の順に多くなっています［図表2－6］。

②がんの累積死亡・罹患リスクの実態

　国立がん研究センターがん対策情報センターのがん情報サービスでは、各年齢に到達するまでの累積死亡リスク（ある年齢までにがんで死亡するおおよその確率）について、2010年の年齢階級別がん死亡率に基づいて［図表2－7］のように算出しています。

　また、各年齢に到達するまでのがん累積罹患リスクは（ある年齢までにがんと診断されるおおよその確率）は、2005年の年齢階級別がん罹患率の推計値に基づく計算によると、［図表2－8］のように、2人に1人は、一生のうちに何らかのがんに罹患するということを示しています。

　［図表2－8］からわかる重要な点は、60歳までの若い世代では、女性の罹患リスクが高いことです。実は若い世代において、女性のがん罹患リスクが相対的に男性より高いことは、男性にあまり知られていません。言

[図表2-6] わが国の悪性新生物の主な部位別死亡率(人口10万対)の年次推移

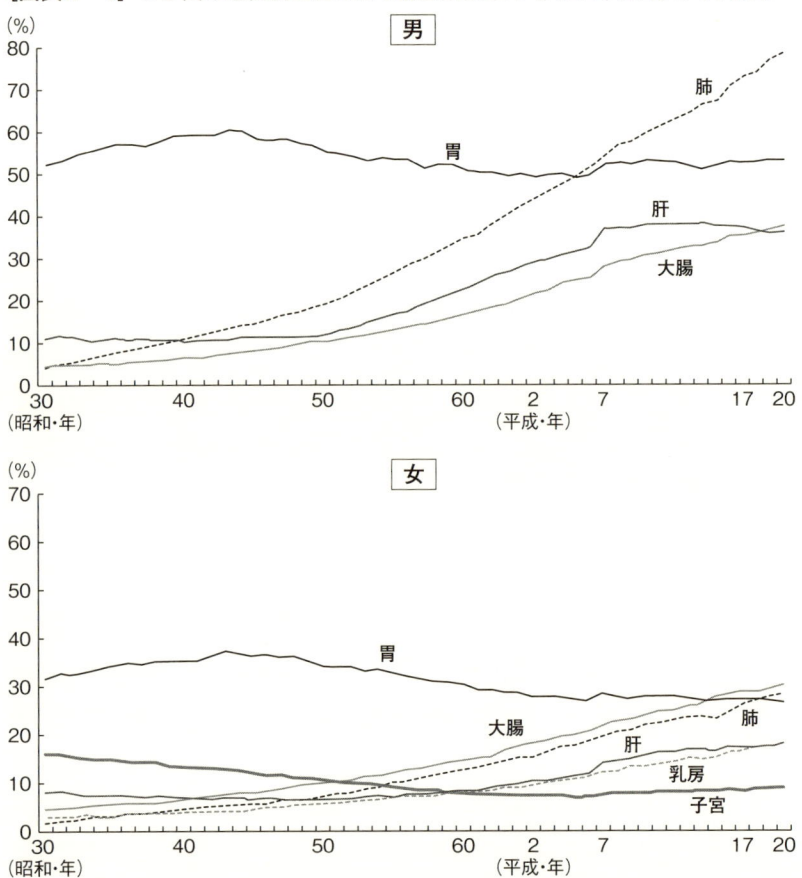

男

女

	1位	2位	3位	4位	5位	
男性	肺	胃	肝臓	結腸	膵臓	結腸と直腸を合わせた大腸は3位
女性	肺	胃	結腸	膵臓	乳房	結腸と直腸を合わせた大腸は1位
男女計	肺	胃	肝臓	結腸	膵臓	結腸と直腸を合わせた大腸は3位

出典：厚生労働省「平成20年人口動態統計月報年計（概数）の概況」平成20年年国立がんセンターがん対策情報センター

[図表２−７] がんの累積死亡率

	男性	女性
50歳まで	男女ともに1%程度	
60歳まで	男女ともに2%程度	
70歳まで	7%	4%
80歳まで	16%	9%
生涯	26%	16%

[図表２−８] がんの累積罹患率

	男性	女性
40歳まで	1%	2%
50歳まで	2%	5%
60歳まで	8%	10%
70歳まで	20%	18%
80歳まで	40%	28%
生涯	60%	45%

い換えれば、既婚の男性の多くが、配偶者のがん罹患リスクを重く考えているケースは少ないということがいえます。なぜなら、多くの男性が高齢になるほどがん罹患リスクが高いと考えているからです。男性に多い胃がん、肺がん、前立腺がん等は年齢を重ねるごとに罹患リスクは上がっていきますが、女性に多い乳がんや子宮頸がん等は30〜40歳代に罹患率のピークを迎え、その後も緩やかに高罹患率が続きます。このことは、女性は理解しているケースが多いものです。子宮頸がんの検診は、20歳を過ぎると2年に1回、乳がんは40歳過ぎると2年に1回、自治体から検診受診勧奨ハガキが送られてきます。そのため、女性は、若い世代からこれらのがん罹患リスクがあることを感じています。若年のがん罹患リスクは、女性に語ってもらうほうが響きやすいのかもしれません。

③がんの年齢調整死亡率の動向

　わが国における人口10万人当たりのがんの死亡率の推移は［図表２－６］のとおりで、男女ともに上昇傾向にあります。これは、平均寿命の延びと出生率の低下に伴い、がんになる確率の高い層（高齢者）の人口比率が増加していることが影響しています。こうした高齢化の影響を除いた実質のがん死亡率の年次推移を観察する際には、「年齢調整死亡率」が使われます。年齢調整死亡率とは、もし人口構成が基準人口と同じだったら実現されたであろう死亡率のことで、がんは高齢になるほど死亡率が高くなるため、高齢者が多い集団は高齢者が少ない集団よりがんの粗死亡率が高くなります。そのため、仮に２つの集団の粗死亡率に差があっても、その差が真の死亡率の差なのか、単に年齢構成の違いによる差なのかの区別が難しいため、年齢構成が異なる集団の間で死亡率を比較する場合や、同じ集団で死亡率の年次推移をみる場合に、この年齢調整死亡率が用いられます。

　年齢調整死亡率は、集団全体の死亡率を、基準となる集団の年齢構成（基準人口）に合わせた形で求められます。この基準人口としては、通常、1985（昭和60）年モデル人口（昭和60年人口をベースに作られた仮想人口モデル）が用いられています。

　保険提案時に重要なことは、がんのリスク要因を正確に説明することです。昨今の健康番組では、様々ながん罹患リスク情報が氾濫しており、多くの人は、これらの情報に一喜一憂している現状があります。現在、信頼に足りる確かな情報は、厚生労働省やがん情報センターが発表している情報でしょう。面白おかしく不明確な情報を活用するのではなく、根拠の確かな情報を提供することは、顧客と信頼を重ねていくうえで重要なことです。特に、２人に１人が罹患する国民病である「がん」については、多く

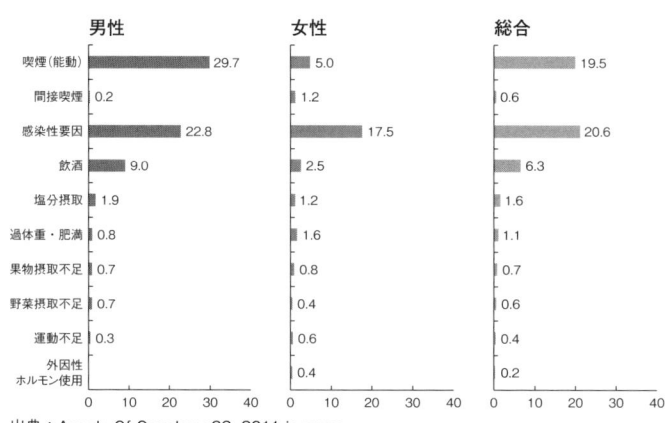

[図表2−9] がん発生の要因別PAF

要因	男性	女性	総合
喫煙(能動)	29.7	5.0	19.5
間接喫煙	0.2	1.2	0.6
感染性要因	22.8	17.5	20.6
飲酒	9.0	2.5	6.3
塩分摂取	1.9	1.2	1.6
過体重・肥満	0.8	1.6	1.1
果物摂取不足	0.7	0.8	0.7
野菜摂取不足	0.7	0.4	0.6
運動不足	0.3	0.6	0.4
外因性ホルモン使用		0.4	0.2

出典：Annals Of Oncology 23, 2011 in press

の人が、親族など身近な人の「がんによる死」を経験しています。年代によっては、自分と遠く感じるかもしれませんが、適切な情報を伝えることで、がんのリスク要因を知ってもらうことは大切なことです。その観点からも、現在のがんのリスク要因を把握してみてください。

④がんのリスク要因

　がん罹患リスクを高める要因として、喫煙、過剰飲酒、低身体活動、肥満・やせ、野菜・果物不足、塩分・塩蔵食品の過剰摂取、がんに関連するウイルス（B型肝炎ウイルス〈HBV〉、C型肝炎ウイルス〈HCV〉、ヒトパピローマウイルス〈HPV〉、成人T細胞白血病ウイルス〈HTLV-Ⅰ〉）や細菌（ヘリコバクター・ピロリ菌）への感染が挙げられています。

　現状、これらへの対策を行っていくことが、がん予防につながると考えられています。

主に、これまでわが国で行われた疫学研究をもとに、特定のリスク要因をなくすこと、またはなかった状態にすることによって予防可能ながん罹患の割合を推計した研究によると、おおよそで、男性は喫煙30％、感染23％、飲酒9％、女性においては感染18％、喫煙5％、飲酒3％が予防できることがわかりました［図表2－9］。なお、PAFとは、特定のリスク要因にさらされることがもし仮になかった（またはそれに準じる状態であった）とすると、疾病の発生（または疾病による死亡）が何％減少することになったかを表わす数値です。米国などの同様の推計と比較して、日本人の場合、食習慣や肥満の影響が小さいのが特徴です。これは、日本人の食習慣が欧米に比較して好ましいことなどによることが考えられる一方、食習慣把握の難しさなどから食事要因とがんとの関連についての日本人のエビデンスが不足していることも原因と考えられています。まずは、がん予防を進めるためにも、［図表2－10］のような総合的なアプローチからはじめることをおすすめします。

［図表2－10］現状において日本人に推奨できる科学的根拠に基づくがん予防法

喫煙	たばこは吸わない。他人のたばこの煙をできるだけ避ける。
飲酒	飲むなら、節度のある飲酒をする。
食事	食事は偏らずバランスよくとる。 ＊塩蔵食品、食塩の摂取は最小限にする。 ＊野菜や果物不足にならない。 ＊飲食物を熱い状態でとらない。
身体活動	日常生活を活動的に。
体形	適正な範囲に。
感染	肝炎ウイルス感染検査と適切な措置を。

出典：厚生労働科学第三次対がん十カ年総合戦略研究事業「生活習慣病によるがん予防法の開発に関する研究」

死亡率の改善と再発による重症化

　現在、疾病構造は、「治らないけど死なない病気」へと変わりました。前述のとおり、従来は、発症後に発見できなければ早期に死に至るケースが相対的に多かったものの、現在では救命されるケースも増え、一方で、完治はできずに就業不能や重い障害、重い介護が残って人生の最終章を送る人も多くいます。もちろん、症状の軽いケースもあり、治療がうまくいけば早めに退院できて、そして職場に復帰し経過観察を継続しながら、その後に完全復帰していく人もいます。

　このような疾病構造の変化のなかで心配されるのは、生活習慣病の再発や転移です。従来、病気の再発、がんの転移というのは、早期に死に至る場合は相対的に少なかったのですが、現在では病気の再発・転移を繰り返していくうちに重度化するケースも増えてきています。結果、私たちの困る理由も多様化しています。これまでは、わが国の自助努力の主な尺度が、「入院日数」や「死亡」というシンプルな構造であったため、今後は備えとしての保障のミスマッチが増える可能性も否定できません。

　そこで今後は、これらの変わりゆくリスクに対応した商品開発はもちろんですが、一般の人にもこれらの情報をわかりやすく、関心を持ってもらえるように販売員一人ひとりが努力していくことが今まさに求められています。

　特に、昨今のがん治療においては、手術後の入院日数が従前より短くなり、退院後に通院で行う治療割合が増えたことが、がんに対する保障に大きな影響を与えています。そのため、がん治療の実態を鑑みたがん保障の重視すべきポイントは、①退院後の通院治療、②就業への影響、③先進医療に代表される個別治療への対応、④再発・転移への保障です。

たとえば、①のがんの退院後の通院治療について、三井住友海上あいおい生命では入院後の通院を5年間という長期にわたって保障する特約を終身医療保険に付加できるようにしました。具体的には、乳がんの治療等ではホルモン療法や薬剤療法は5年間という長期わたって行われ、患者の経済的・心理的な負担も非常に大きくなっているためです。明治安田生命でも、退院後の通院の健康保険における公的医療保険制度と連動した保険を2014年5月に発売し、公的医療の範疇であれば自己負担額に合わせた給付を受け取ることができるようにしました。この2社だけではありませんが、これからも退院後の治療に対する負荷に対応した保障が、各民間保険会社から増えていくことを期待していますし、求められています。

　②の就業への影響に対する保障として、東京海上日動あんしん生命保険では、5つの病気（がん、急性心筋こうそく、脳卒中、肝硬変、慢性腎不全）で、初回は入院をしたとき、または5つの病気を直接の原因とする就業不能状態が30日を超えて継続したと医師が診断した場合には、100万円が給付される医療特約を展開しています。昨今、厚生労働省のがん対策推進協議会では、「がん・サバイバー」という言葉がよく聞かれるようになりました。これは、がん患者は仕事に戻る際、世間の昔ながらのがんに対する偏見にさいなまれ、職場の立場を失ったり、職自体を失うケースもあることからできた言葉です。民間保険には、従来の入院日額に比例した保障だけでなく、罹患の際に本当に困る「働けないリスク」に対して、どんな安心が提供できるのか今まさに問われています。

　③の先進医療に代表される個別治療について、先進医療の通算限度額を2,000万円に拡充する保険会社が増えてきています。前述の三井住友海上あいおい生命は、先進医療を受けた際の宿泊費や交通費も保障するなど、実際に想定される周辺的な費用も保障しています。

先進医療を考えるうえで、影響を与えると考えられるものに「混合診療」の解禁があります。今後、公的な医療保険が適用される医療と、保険が適用できない医療を併用する「混合診療」の対象を大幅に広げる方針は、政府の新成長戦略の骨子に盛り込むことが検討されています。混合診療は現在、先進医療や差額ベッドなどの10数種類にしか認められていません。先進医療は、受診のための審査期間に数カ月以上かかるなどの問題も指摘されています。このため、骨子案では、混合診療の「大幅拡大」が提言され、再生医療などの審査に特化した専門評価組織を設立する方針も検討されています。混合診療の解禁や政府の新成長戦略は、今後の民間保険の保障範囲や商品展開の先行きを示す重要な情報として注視していく必要があります。

　最後に、④の再発・転移への対応です。がんリスクは、従来の「死」から「就業不能」「再発」「転移」等のように形を変えてきました。理由は、がん治療が進歩し確立してきたからです。今後も多くの人々の「がんが治るようになってほしい」という願いは、医師たちの不断の努力につながり死亡率は下がっていくと考えられます。がんから守った命、その人自身の人生に寄り添い、その人の家族の不安に寄り添っていく保障を考え、それを提供し続けることは保険会社の社会的な意義であり、「備え」として多くの顧客に伝え続けることは、民間保険に携わる者としての重要な使命といえるでしょう。

4 病気の予備軍はこんなにたくさん

生活習慣病のなりたちと予備軍規模を示す「国民健康・栄養調査」

わが国の平均寿命は、生活環境の改善や医学の進歩等により、世界有数の水準に達しています。しかし一方で、がん、心疾患、脳血管疾患、糖尿病等の生活習慣病が医療費の約3割を占めており、国民の健康を維持していくことが社会保障制度を持続可能にしていくうえでの重要な課題であり、いわゆる健康寿命を延ばしていくことの重要性が増しています。

この健康づくりの分野では、科学的根拠に基づいた施策の立案及び評価が大切です。厚生労働省では毎年、健康増進法に基づき、国民の健康増進の総合的な推進を図るための基礎資料とするため、「国民健康・栄養調査」を実施しています。この調査結果は、国及び地方公共団体の行政運営に活用されるだけでなく、広く国民の皆様の生活習慣の改善や健康管理の改善支援など多くの場面で有効に活用され、生活習慣病の発症予防と重症化予防の徹底等に役立てられています。

生活習慣病の予備軍の指標のひとつに、「メタボリックシンドローム」があります［図表2－11］。

男女総数におけるメタボリックシンドローム（内臓脂肪症候群）が強く疑われる人は、15.6％と6人に1人程度、メタボリックシンドロームの予備群と考えられる人は14.2％と6～7人に1人、両者の合計は約3割にも達します。40～74歳の特定健診受診世代でみると、男性の場合、メタボリックシンドロームが強く疑われる人は26.6％、メタボリックシンドロームの予備群と考えられる者が25.2％、実に5割以上の人がメタボリックシンドロームか、その予備軍であることがわかります。同様に、40～74歳の女

第2章 世界トップクラスの長寿を支えたわが国の医療

[図表2-11] メタボリックシンドロームの判定

腹囲	腹囲（ウエスト周囲径） 男性：85cm 以上 女性：90cm 以上		
項目	血中脂質	血圧	血糖
基準	・HDLコレステロール値 40mg/dL 未満	・収縮期血圧値 130mmHg 以上 ・拡張期血圧値 85mmHg 以上	・ヘモグロビンA1c （NGSP）値6.0% 以上
服薬	・コレステロールを下げる薬服用 ・中性脂肪（トリグリセライド）を下げる薬服用	・血圧を下げる薬服用	・血糖を下げる薬服用 ・インスリン注射使用

出典：厚生労働科学研究 健康科学総合研究事業「地域保健における健康診査の効率的なプロトコールに関する研究 ～健康対策指標検討研究班中間報告～」平成17年8月
厚生労働省健康局がん対策・健康増進課／厚生労働省保険局総務課「平成25年度以降に実施される特定健康診査・特定保健指導における特定保健指導レベル判定値、受診勧奨判定値及びメタボリックシンドローム判定値等の取扱いについて」平成24年11月13日

[図表2-12] メタボリックシンドローム（内臓脂肪症候群）の状況

		総数		40-49歳		50-59歳		(再掲) 40-74歳	
		人数	%	人数	%	人数	%	人数	%
総数	総数	13,951	100.0	1,829	100.0	2,186	100.0	9,288	100.0
	メタボリックシンドローム（内臓脂肪症候群）が強く疑われる者	2,238	15.6	138	6.7	287	13.6	1,572	16.5
	メタボリックシンドローム（内臓脂肪症候群）の予備群と考えられる者	2,020	14.2	259	14.0	334	15.3	1,420	15.1
	上記以外	9,693	70.2	1,432	79.3	1,565	71.1	6,296	68.3
男性	総数	5,719	100.0	685	100.0	818	100.0	3,774	100.0
	メタボリックシンドローム（内臓脂肪症候群）が強く疑われる者	1,436	24.7	105	13.1	197	24.6	1,020	26.6
	メタボリックシンドローム（内臓脂肪症候群）の予備群と考えられる者	1,354	23.6	198	29.0	216	27.0	957	25.2
	上記以外	2,929	51.6	382	57.9	405	48.4	1,797	48.2
女性	総数	8,232	100.0	1,144	100.0	1,368	100.0	5,514	100.0
	メタボリックシンドローム（内臓脂肪症候群）が強く疑われる者	802	9.4	33	3.2	90	7.2	552	9.7
	メタボリックシンドローム（内臓脂肪症候群）の予備群と考えられる者	666	7.7	61	5.6	118	8.6	463	8.3
	上記以外	6,764	82.9	1,050	91.3	1,160	84.3	4,499	82.0

※割合は全国補正値であり、単なる人数比とは異なる。
出典：厚生労働省「国民健康・栄養調査」（平成24年）

性の場合、メタボリックシンドロームが強く疑われる人は9.7％、メタボリックシンドロームの予備群と考えられる人は8.3％、両者の合計は18％で2割でした［図表2－12］。大きな差があることがわかります。

生活習慣病の予備軍であるメタボリックシンドロームは、個人差もあり、女性も年齢を重ねていくとメタボリックシンドローム該当者が増える傾向にあるため油断はできませんが、男女で比べれば、特に男性に注意が必要といえるでしょう。

現在、生命保険ではリスク細分化された死亡保障を取り扱っている保険会社が多数あります。主な特徴は、喫煙の有無、血圧やBMI（ボディ・マス・インデックス）が各保険会社所定の範囲であることを条件に、保険料を低廉化できるというものです。たとえば、三井住友海上あいおい生命では、免許証がゴールド免許、または自動車保険等級が一定以上の場合に死亡保障の保険料が低廉化できるサービスを行っています。

メタボリックシンドロームの指標については、今後もその効果などを含めた検討が進んでいくことが予想されます。昨今の健保組合では、これらの健康指標をもとに、メタボリックシンドローム脱出等その改善があった場合に、ポイントを付与し健康グッズを獲得できる仕組みをつくり、健康保険給付の支払を抑えていくきっかけとしているところもあります。民間保険において、公の健康指標と連動してリスク細分された商品展開を行うことは、「公を補う自助努力」としての位置づけを明確にしていく好材料となるでしょう。

国民健康栄養調査に見る生活習慣の変化と病気予備軍

循環器疾患のリスク因子を持つ予備軍、糖尿病・脂質異常症・高血圧の人は、現在、どのぐらいに上るのかを「国民健康・栄養調査」の特定健診

[図表2－13] 糖尿病・脂質異常症・高血圧者の調査

糖尿病		40-74歳	
		人数	%
男性	糖尿病が強く疑われる人	154	17.1
	糖尿病が強く疑われる人のうち服薬者	81	52.6
	糖尿病の可能性を否定できない人	83	9.2
	上記以外	661	73.6
	総数	898	100
女性	糖尿病が強く疑われる人	117	9.2
	糖尿病が強く疑われる人のうち服薬者	61	52.1
	糖尿病の可能性を否定できない人	134	10.5
	上記以外	1,026	80.3
	総数	1,277	100

脂質異常症		40-74歳	
		人数	%
男性	脂質異常症が疑われる人	232	25.8
	脂質異常症が疑われる人のうち服薬者	144	62.1
	上記以外	667	74.2
	総数	899	100.0
女性	脂質異常症が疑われる人	257	20.1
	脂質異常症が疑われる人のうち服薬者	223	86.8
	上記以外	1,022	79.9
	総数	1,279	100.0

高血圧症		40-74歳	
		人数	%
男性	高血圧症有病者	599	62.0
	高血圧症有病者のうち服薬者	304	50.8
	正常高値血圧者	140	14.5
	上記以外	227	23.5
	総数	966	100.0
女性	高血圧症有病者	633	45.9
	高血圧症有病者のうち服薬者	335	52.9
	正常高値血圧者	182	13.2
	上記以外	563	40.9
	総数	1,378	100.0

出典：厚生労働省「国民健康・栄養調査」（平成25年）

受診者層（40～74歳）から見てみましょう［**図表2－13**］。

　まず糖尿病ですが、「糖尿病が強く疑われる人」または「糖尿病の可能性を否定できない人」は、男性では約3割、女性でも約2割いることがわかります。そして、従来は高脂血症と呼ばれていましたが、現在ではコレステロールのバランスが崩れた人、つまり脂質異常症が疑われる人は、男性では約3割、女性でも約2割います。さらに高血圧の人は、高血圧症有病者と正常高値血圧者の合計で男性では4人のうち3人（75%）が、女性でも約6割と推計されています。つまり、非常に多くの人が、循環器疾患のリスク因子である基礎疾患を持っていることが読みとれます。

　次に、これら4つの基礎疾患から循環器疾患の発症へどのようにつながっていくのか、疾患の特徴や流れを、健康日本21（第二次）の予防の観点から考えてみます。

　脳血管疾患と心疾患を含む循環器疾患は、がんと並んで日本人の主要死因の大きな一角を占めています。循環器疾患の予防は、基本的には高血圧、脂質異常症、喫煙、糖尿病という危険因子の管理であり、循環器疾患の予防はこれらの危険因子それぞれについて改善を図るという観点から、健康日本21（第二次）を展開していくことで、発症率や死亡率の低下が期待されています。健康日本21（第一次）では、これらのうち喫煙以外の3つを指標としていましたが、健康日本21（第二次）ではこれら4つのすべてを指標としています。

　基本的な考え方は、脳血管疾患・虚血性心疾患の死亡率の減少に向けて4つの危険因子（高血圧、脂質異常症、喫煙、糖尿病）が適切に管理されれば、脳血管疾患・虚血性心疾患の発症リスクを低減し、結果、虚血性心疾患による慢性心不全の増加が抑制できるとして、その管理の重要性が増しています。

虚血性心疾患とは、心臓の筋肉（心筋）に血液を送る3本の動脈（冠状動脈）が狭くなったり、塞がったりして、そこから先の心筋が酸素不足に陥る状態をいいます。冠状動脈が細くなり（狭窄、要は詰まりかけ）、心筋が一時的に酸素不足に陥るのが狭心症で、冠状動脈が完全に詰まってしまう（閉塞）のが心筋こうそくです。生活習慣の改善によって循環器疾患の発症を予防することを目指すという観点では、循環器疾患発症率を指標とすることが望ましいところですが、循環器疾患の発症登録を実施している地域は非常に稀であるため、全国のデータが得られる脳血管疾患と虚血性心疾患のそれぞれの死亡率を指標として、健康日本21（第二次）では目標設定がされています。

　高血圧は、脳血管疾患・虚血性心疾患、慢性心不全などあらゆる循環器疾患の危険因子であり、日本人の循環器疾患の発症や死亡に対して大きな人口寄与危険割合を占めています。また、至適血圧と高血圧の間の領域（正常高値血圧と正常血圧）の循環器疾患発症数への寄与も非常に大きいことが示されています。健康日本21においては、「高血圧の改善」を指標として掲げ、「推計値 平均最大血圧約4.2mmHgの低下」を目標値として設定していました。2011年度の最終評価では、「国民の血圧値、高血圧有病率は低下傾向にあるものの、有病率は高齢者を中心に依然として高く、国民全体での予防対策の強化が必要である」としています。そのうえで、血圧と循環器疾患の関連は、少なくとも至適血圧までは低い数値が良いと考えられることから、国民集団全体として考えた場合、少なくとも80歳代までは平均血圧レベルを下げるという目標設定が妥当であるとされ、血圧の諸指標のうち循環器疾患の発症予測に最も有用なのは収縮期血圧であることも示されています。

　たばこによる健康被害は、国内外の多数の科学的知見により因果関係が

確立しています。具体的には、喫煙ががん等の原因であると指摘されています。受動喫煙も、虚血性心疾患、肺がんに加え、乳幼児の喘息や呼吸器感染症、乳幼児突然死症候群（SIDS）等の原因であることがわかっています。また、たばこは、受動喫煙などの短期間の少量曝露によっても健康被害が生じることもわかっていますし、禁煙することによる健康改善効果についても明らかにされており、肺がんをはじめ、喫煙関連疾患のリスクが禁煙後の年数とともに確実に低下することもわかっています。

わが国の喫煙率は男女合計で約2割と、諸外国と比較して依然高い水準にあります。女性は約12人に1人と、男性と比べて低い水準ですが、ほぼ横ばいで推移しています。年齢階級別にみると、男性では30〜40歳代が、女性の20〜40歳代の喫煙率が高いことが知られています。

また、喫煙は自分の意志だけでは、やめたくてもやめられないことが多く、現在では禁煙外来というものもあり、健康保険の適用も認められています。たばこ消費量は近年減少傾向にありますが、過去のたばこ消費による長期的な健康影響と急速な高齢化により、たばこ関連疾患による死亡数は年々増加しています。

たばこは、年間約2兆円規模の税収をもたらす一方で、これらの疾病により、多くの超過医療費、労働力損失等の経済損失が生じており、今後もたばこ消費を継続的に減らすことによって、日本人の死因の第1位であるがんをはじめとした喫煙関連疾患による回避可能な超過死亡と超過医療費、経済的損失等を将来的に確実に減少させることができると期待されています。喫煙は、世界保健機関によるNCD対策の対象疾患であるがん、循環器疾患（脳卒中、虚血性心疾患）、COPD、糖尿病に共通した主要なリスク要因であり、「たばこの規制に関する世界保健機関枠組条約」において非感染性疾患の予防と対策のモデルとして位置づけられています。た

ばこ対策の推進は、非感染性疾患の発症や死亡を短期間に減少させることにつながることが諸外国での経験から明らかにされており、そのため将来の健康被害や経済損失を回避するために、たばこ消費削減対策の着実な実行が必要とされています。

　ここまで喫煙に対する健康被害について研究が進んでいますが、現在のところすべての保険会社が喫煙の及ぼす影響を踏まえたリスク細分を行い、保険料設定しているわけではありません。今後、喫煙の健康被害における研究が進んでいけば、保険会社の担っている公益性に鑑みても、喫煙者を個別リスクとして取扱う可能性も否定できないでしょう。

5　食も、考え方も、志向も、昔と変わった

▶生活の力点から変わるライフプラン（価値観の多様化）

　ここでは、「今後の生活の力点からわかる世代別の志向」をもとに、世代別のライフプランの傾向を考えてみましょう［図表２－14］。質問肢は、「あなたは、今後の生活において、特にどのような面に力を入れたいと思いますか」で、質問の項目は資料のとおりです。世代と性別ごとでは、30歳代男性は「所得・収入」と「資産・貯蓄」に力を入れたいと思っており、30歳代の女性も「資産・貯蓄」と「所得・収入」が１位と２位です。

　この背景には、長びく不景気やそれに伴う長期のデフレ、上がらない所得水準から漠然とした生活費に対する漠然とした不安、少子化の進行、１人当たりの教育費が高騰し、教育費の準備を計画的に準備したいという意向がうかがえます。

　一方、70歳以上になると、男性は「レジャー余暇生活」と余生を趣味

[図表2-14] 今後の生活の力点からわかる世代別志向

あなたは、今後の生活において、特にどのような面に力を入れたいと思いますか？　（複数回答）

（男性）	レジャー・余暇生活	所得・収入	資産・貯蓄	食生活	自己啓発・能力向上	住生活	自動車、電気製品、家具などの耐久消費財	衣生活	その他	ない	わからない	計(M.T.)
20～29歳	36.5	60.5	51.0	20.0	40.0	34.0	22.0	13.0	0.5	-	-	277.5
30～39歳	42.0	56.2	54.4	18.5	33.8	35.1	14.8	7.9	0.3	0.8	-	263.6
40～49歳	43.3	48.0	48.0	18.3	30.4	32.9	13.3	5.4	0.8	2.0	1.0	243.3
50～59歳	41.7	41.9	38.4	18.3	25.2	30.5	11.0	4.3	0.4	4.5	0.4	216.5
60～69歳	45.9	23.5	18.3	24.0	25.3	24.5	6.4	4.7	2.0	8.4	1.1	184.2
70歳以上	33.9	13.5	5.9	33.7	19.6	14.3	2.9	3.2	2.4	18.9	2.4	150.7

（女性）	レジャー・余暇生活	所得・収入	資産・貯蓄	食生活	自己啓発・能力向上	住生活	自動車、電気製品、家具などの耐久消費財	衣生活	その他	ない	わからない	計(M.T.)
20～29歳	44.5	58.5	55.1	30.5	33.1	32.2	11.4	14.0	-	1.3	-	280.5
30～39歳	44.4	56.9	60.0	33.0	28.1	36.2	12.9	8.7	0.7	1.1	0.2	282.4
40～49歳	34.6	46.5	58.5	28.7	30.0	29.6	11.7	6.9	1.8	2.2	0.3	250.8
50～59歳	37.5	36.0	45.8	33.7	35.5	26.9	7.2	4.6	0.3	4.1	0.9	232.5
60～69歳	35.1	20.9	17.1	43.9	24.2	20.1	4.4	4.3	1.2	8.8	1.7	181.8
70歳以上	22.4	9.3	4.1	41.3	13.6	9.8	3.1	2.8	6.0	20.6	2.8	135.8

出典：内閣府「国民生活に関する世論調査」（平成26年6月調査）

等で楽しみたい傾向にあり、女性は食生活が1位となって、男女でその割合はずば抜けていることから、志向や生活の力点が変化していることがわかります。

　世代や性別による志向の違いは、ライフプラン上の備えを提案するうえで、重要な情報になります。

　民間保険の役割としては、各世代にマッチした商品開発はもちろん、顧客へ具体的に提案する際にもこの世代別、性別によって差があることを認

識し、各項目の優先順位のイメージを持っていくことが重要でしょう。たとえば、30歳代に着目して顧客性向を考えれば、「所得・収入」「資産・貯蓄」に生活の力点があるため、"働けなくなるリスク"に敏感である一方で、"お金も貯めたい"という志向が強いことが読みとれ、これにマッチした商品と提案ができるかがポイントになります。

　たとえば、個人年金保険という老後に備えることを目的とした保険商品がありますが、「老後に備える」ものという観点から50歳代以降の顧客層にと考えて、30歳代の男女には提案していないケース、提案してもフォローをしていないケース、30歳代は死亡保障重視と決めつけているケースも多いのではないでしょうか。性向だけで考えれば、若い世代のほうがお金を貯めたいと思っていることは見逃せない隠れた欲求といえるでしょう。こうした見逃しているのかもしれない隠れたニーズを見つけることで、この世代に新たな"気づき"を提供できるかもしれません。

　このように、貯蓄性向は、今後の民間保険の役割を検討するうえで大切なヒントをくれるものといえそうです。

　一方、公的年金においては将来の年金給付水準の確保と、制度の持続可能性強化を目的に、支給開始年齢のさらなる引上げも財務省の財政制度等審議会で検討されています。また、国は企業年金・個人年金や金融商品の活用等といった自助努力を促進することで、公的年金制度の改革と並行して、老後の所得水準を確保する観点から、制度の見直しを含めさらなる取組みを進めることが重要と考えています。

　個人年金は、「年金」という語感から、セカンドライフをイメージしがちですが、現在のような低金利下で利殖効果を得るには、なるべく早く始めることも必要です。皆さんは「72の法則」をご存知でしょうか。「72の法則」とは、資産運用において元本が2倍になるような年利と年数とが簡

[図表2-15] 72の法則における試算

利率	2%	3%	4%	6%
元本が2倍になる年数	36年	24年	18年	12年

単に求められる法則で、計算式は以下の通りです。

必要年数（単位：年）＝ 72 ÷ 年利（単位：%）

　この計算式をもとに、元本が2倍になる年数を試算してみますと、金利が1%下がれば必要年数は1.5倍になります［図表2-15］。
　史上最低水準の低金利下においては、少しでも早く個人年金を始めることが重要でしょう。

長寿化によって変わる高齢者の貯蓄目的

　ここに興味深いデータがあります［図表2-16］。これは、内閣府が平成23年度に全国の55歳以上の男女に行った調査結果です。「どういう目的で貯蓄をしているか」尋ねてみると、「病気や介護が必要になった時など、万一の場合の備えのため」が総数で61.0%、55～59歳で53.6%、60歳以上で62.3%と最も高く、以下、「普段の生活を維持するため」が総数で21.1%、55～59歳で27.0%、60歳以上で20.0%、「より豊かな生活や趣味にあった暮らしを送るため」が総数で5.3%、55～59歳で9.4%、60歳以上で4.6%、「もっぱら子どもや家族に残すため」が総数で2.7%、55～59歳で2.7%、60歳以上で2.7%の順となっています。
　55～59歳と60歳以上を比較すると、「病気や介護が必要になった時など、万一の場合の備えのため」は55～59歳より60歳以上で8.7ポイント高くなっ

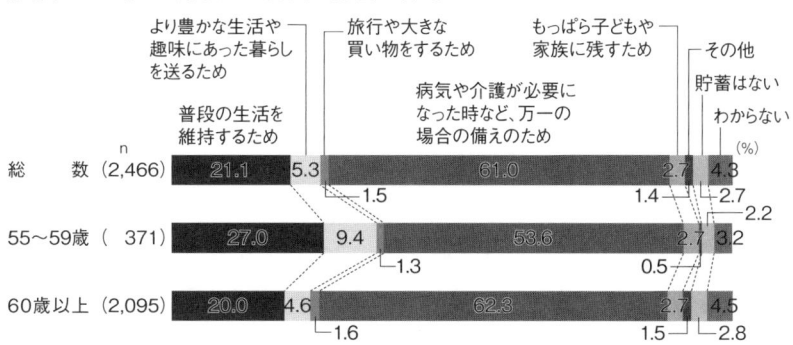

第２章　世界トップクラスの長寿を支えたわが国の医療

[図表２−16] 55歳以上の男女の貯蓄の目的

| | より豊かな生活や趣味にあった暮らしを送るため | 旅行や大きな買い物をするため | 普段の生活を維持するため | 病気や介護が必要になった時など、万一の場合の備えのため | もっぱら子どもや家族に残すため | その他 | 貯蓄はない | わからない |

n								(%)
総　　数 (2,466)	21.1	5.3		61.0	2.7	1.4	4.3	2.7
			1.5					2.2
55〜59歳 (371)	27.0	9.4		53.6	2.7	0.5	3.2	
			1.3					
60歳以上 (2,095)	20.0	4.6		62.3	2.7	1.5	4.5	2.8
			1.6					

出典：内閣府「高齢者の経済生活に関する意識調査」（平成23年度）

ており、当然の感もありますが、60歳以上の人は病気や介護、万一の備えを重視する傾向がみてとれます。一方、「普段の生活を維持するため」は60歳以上より55〜59歳で7.0ポイント高くなっています。

　推察できるのは、50歳代前後で生活維持のための資産形成から、病気や介護などの備えのための資産形成へ力点が移っていることです。世代別の志向に合わせた商品勧奨や、商品紹介をしていくことにより顧客志向に沿った提案が可能となります。

食の欧米化は脂質異常症の増加に

　「血中脂質（血清脂質）」は、血液に溶けているコレステロールや中性脂肪などの脂肪分のことをいいます。これらが増えすぎると心筋こうそくや脳卒中などの動脈硬化性疾患を引き起こします。

　一般に、脂質の異常と診断されるのは、次のような場合です。

①悪玉コレステロール（LDLコレステロール）が多すぎる場合

> 　…140mg/dl以上
> ②善玉コレステロール（HDLコレステロール）が少なすぎる場合
> 　…40mg/dl未満
> ③中性脂肪（トリグリセライド）が多すぎる場合…150mg/dl以上
> 　　　　　　　　　　　　　　　　　　　　　　（※空腹時採血）

　増えすぎた悪玉コレステロールは、動脈の血管の内側にこぶ（プラーク）を作って血流を悪くして、ある日突然、血液を詰まらせ、最悪の場合には血管を破裂させます。血管の状態を悪化させる要因には複数あり、なかでも、高血圧、たばこ、糖尿病、男性45歳以上または女性55歳以上、心臓病を起こした家族がいる、善玉コレステロールが少ない、という6つの条件（危険因子）にあてはまる数が多いほど、その危険が高まるといわれています。

　脂質異常症とわかったら、治療によって動脈硬化の進行を抑えることが大切です。脂質異常症治療の基本は、生活習慣の改善です。血液中の脂質の値を改善できるような食事を心掛け、適度な運動を行い、喫煙している人は禁煙する、これらを十分に行っても値が改善しない場合は薬が使用されますが、冠動脈疾患などのリスクがかなり高い場合は最初から薬物療法を始めることもありますので、医師の診断指示をすみやかに仰ぐ必要があります。

　日本人は冠動脈疾患による死亡率が欧米人より低い傾向にあります。その理由のとして挙げられているのは、日本の伝統的な食事が良い影響を与えてきたと考えられています。脂質異常症を改善するには、とると良い食品と控えるべき食品があります。具体的なポイントは、油の多い肉は控え、魚（特にぶり、いわし、さんまなど背の青い魚）を中心にする、調理には

バターなどの動物性の油は控え、代わりに植物油を使う海草類・きのこ類・野菜類などで食物繊維を多くとる、大豆・大豆製品を積極的に食べるなどです。

　沖縄県では、これらを実践できるよう、2040年に男女平均寿命の全国1位奪還を目指し、官民一体の食生活等を見直す県民運動を始め、2014年4月、「健康長寿おきなわ復活県民会議」を発足させました。沖縄県の調査結果の報告では、2010年に女性の平均寿命が87.02歳と全国1位から3位に転落し、男性は79.4歳と30位に後退して全国平均（79.59歳）を下回りました。その原因は、特に35〜59歳の働き盛り世代の脳血管、肝疾患や急性心筋こうそくによる男性死亡率が高い水準にあると分析されています。この背景には、県民の生活が豊かに便利になり、食の欧米化や車社会の影響で肥満率が上がったことが指摘されています。当面の目標として、県民の課題である生活習慣病対策を強化して2020年までに20〜64歳の死亡率を10%減らし、その後も毎年低下させたいとしています。この会議では「ゆいまーる」の心（見返りは期待せず相互扶助を順番にかつ平等に行っていくこと）で健康づくりの地域ネットワークへの参加や働き盛り世代への積極的な取組みなどを盛り込んだ「いちまでぃん　ちゃーがんじゅー（いつまでも元気で長生き）県民宣言」が承認されました。具体的な行動指針として、健康診断の定期的な受診や肥満解消、適正飲酒を重点項目に掲げて地域や職場で取り組むことを確認して実行しています。このように、食の欧米化は、「長寿県沖縄」の不動の地位を脅かし、食生活を見直す県民運動発足するまでに影響を与えています。

6 診療報酬による医療政策の舵取り

医療費抑制政策

①入院日数の短期化

　わが国では、今後増え続ける国民医療費と、これまで世界トップ水準の人生の最後までを面倒をみてくれる公的医療制度を、持続可能な制度として続けていくため、医療費を抑制する政策をとっています。

　入院日数を短期化することによって、現在の国民医療費を何とか抑えていこうというねらいもその一環です。[図表2－17]は一般病床の平均在院日数を示したもので、これによれば、1999年では27.2日と約1カ月だった平均在院日数は、2013年時点で17.2日まで短縮しています。中期的な

[図表2－17] 入院日数の短期化の変遷（平均在院日数の年次推移（一般病床））

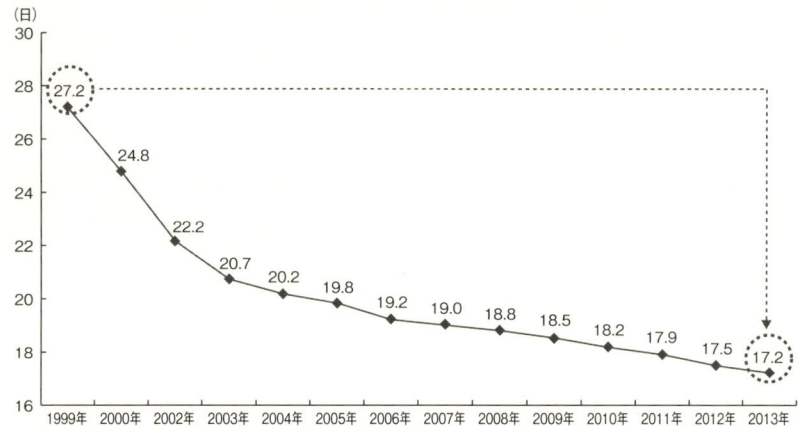

年	1999	2000	2002	2003	2004	2005	2006	2007	2008	2009	2010	2011	2012	2013
日数	27.2	24.8	22.2	20.7	20.2	19.8	19.2	19.0	18.8	18.5	18.2	17.9	17.5	17.2

出典：厚生労働省「医療施設（動態）調査・病院報告の概況」

第2章　世界トップクラスの長寿を支えたわが国の医療

取組みとして、平均在院日数を減らしていくことで、結果的に国民医療費の伸びをマイルドにしていくねらいがあり、この平均在院日数は、わが国の団塊の世代が75歳に到達する2025（平成37）年頃をめどに、14日程度まで短くしていくことを目標としています。

　診療報酬の改定や病院の機能分化という医療政策による誘導と、低侵襲（ていしんしゅう）の治療法の開発による医療技術の進歩の2つは、入院日数の短期化という国策において大きな役割を果たしています。

　まず医療政策の観点から進めている入院日数の短期化です。これは「病床の機能分化」がポイントといえます。第二次世界大戦により、わが国は国民生活、国民経済に大きな被害を受けましたが、これは医療も同様で、戦災で多くの医療施設が破壊・閉鎖され、医療従事者の不足や食糧・医薬品・衛生材料の不足と相まって、戦後の医療環境は悲惨なものでした。わが国では、おおむね1945年から1985年までを、「医療基盤の整備と量的拡充の時代」として病院のベッド数を増やし、その後の1985年から1994年までを「病床規制を中心とする医療提供体制の見直しの時代」として増えた病院のベッドの機能を分化する作業を進めました。

　病床の機能分化と同時に、診療報酬による入院日数の短期化への政策誘導も行われています。診療報酬とは、保険医療機関及び保険薬局が保健医療サービスに対する対価として保険者である国等から受け取る報酬のことで、各サービスは診療報酬点数表にて点数化（1点10円）されています。通常、一般病床の1日当たりのベッド使用料は、診療報酬（2014年）のなかで「一般病棟入院基本料」として定められています。おおまかには、①看護配置、②看護師比率、③平均在院日数で区分され、看護配置は7対1から、10対1、13対1、15対1と、4段階に分けられています。[図表2－18]は、診療報酬で定める一般病床における入院基本料と基本点数の関

[図表2-18] 診療報酬と平均在院日数の関係

看護師さん何対1とは？

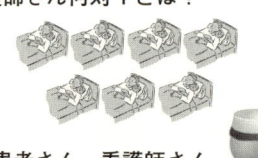

患者さん : 看護師さん
7人 : 1人

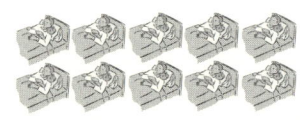

患者さん : 看護師さん
10人 : 1人

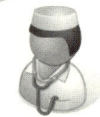

一般病床入院基本料（1日につき）

(単位：10円)

	平均在院日数	看護師比率	基本点数	算定点数（基本点数＋初期加算）			
				14日以内	15～30日以内	30日超	90日超
7：1入院基本料	18日以内	70%以上	1591	2041	1783	1591	966
10：1入院基本料	21日以内	70%以上	1332	1782	1524	1332	
13：1入院基本料	24日以内	70%以上	1121	1576	1313	1121	
15：1入院基本料	60日以内	40%以上	960	1410	1152	960	

係を示した資料です。これによれば、診療報酬は1点10円ですから、1日当たりベッドの使用料は看護配置7対1では1万5,910円、看護配置15対1では、1日当たり9,600円というように4段階に分かれています。そして看護配置7対1をみると、入院基本料は平均在院日数が18日以内で、正看護師比率が70%以上の場合に基本点数どおり、1日当たり1万5,910円と定められています。

　この診療報酬による基本点数には傾斜配分があって、短期入院の場合に加算が設けられています。が在院日数14日以内の場合は1日当たり20,410円にアップし、逆に90日を超えると1日当たり9,660円にダウンするよう定められているのです。結果、短い入退院の計画の立てられない病院は、病院の経営が行き詰まるように診療報酬で調整されています。

②医療技術の進歩

　入院日数の短期化の理由に「医療技術の進歩」もあります。これも大きな影響を与えました。1970年代以降には、CTやMRIなどの診断技術が進歩し、治療技術もカテーテルや内視鏡や腹腔鏡・胸腔鏡等を使って行う、より高度な非開胸や非開腹の手術などが盛んに行われるようになりました。

　また、医療技術の進歩は、がんの早期発見に役立ち、民間保険にも大きな影響を与えています。従来の保険会社では、がんの定義として、悪性新生物、すなわちWHO（世界保健機構）で定義されているものに習って、早期に発見された初期のがん、いわゆる上皮内新生物を保険給付の対象外とする保険商品が大勢を占めていました。その後、メットライフ生命やアフラックが上皮内新生物でも部分的に給付を行うがん保険の取扱いを開始し、初期のがんであってもその診断を重く受け止めてしまう顧客の心理に向き合ってきました。最近では、上皮内新生物でも悪性腫瘍と同様に扱うがん保険を、東京海上日動あんしん生命やAIG富士生命でも取り扱っています。また、三井住友海上あいおい生命やNKSJひまわり生命の取り扱っている終身医療保険では、上皮内新生物の給付を含む三大疾病入院一時金特約が付加できます。

　ところで、気になることはありませんか。それは、「がん対策推進基本法」の施行以来、がん検診の受診率向上に様々な努力を行政は行い、重ねています。一市民として考えれば、早期発見される人も増えて死亡者が減るという何物にも代えがたい恩恵が享受できている一方で、保険会社の立場で考えれば、がんの早期発見者が増えることは従前にはなかったロスレシオ（損害率）の発生につながるのではないかということです。医療技術の進

歩は、保険会社にとって新たな商品展開の指針になるだけでなく、保険会社として新たなリスクの発生となるケースもあります。今後ますます医療技術の進歩が期待されるなかで、保険会社自体だけでなく、民間保険に携わっている人こそ、これらの情報に注視していく必要があります。

　各種抗がん剤等の画期的な新薬も登場し、こうした新しい医薬品や医療技術は、順次医療保険の適用対象となり、多くの国民がその恩恵を享受することになるでしょう。これは、国民皆保険の大きな成果といえます。最先端医療をいち早く医療現場に導入するための高度医療、先進医療の仕組みも設けられ、がんにおいては重粒子線や陽子線等を使ったメスを使わない新たな治療技術も、入院日数短期化に寄与しています。しかし、その一方で、最先端医療は高価な医療機器や医薬品を用いることが多く、医療費増大の一因になっている事実を忘れてはいけません。

2014（平成26）年診療報酬改定に見る入院の短期化

　2年に一度というルールどおり、診療報酬は2014年4月に改定されました。本改定では、2025年へ向けた機能分化や入院短期化、いわゆる一般病棟改革が堅調に示されています。現在、7対1の一般病棟入院基本料に該当している病院は、2025年に向けて高度急性期を目指すべきかどうかを問われる厳しい改定内容といえます。その方向感は、[図表2－19] のとおりです。

　そのひとつが「特定除外制度」の原則廃止です。一般病棟では、前述の入院日数が長くなることで入院基本料が逓減する仕組みになっており、90日を過ぎた入院患者については、一部を包括した低い特定入院料を算定することが原則とされています。しかし、リハビリやがんなどで長期入院がやむを得ないと考えられる患者については90日より前の入院基本料（出

来高）を引き続き算定することができ、これを「特定除外制度」として採用してきました。しかし、一般病棟の長期入院の是正を図りたい厚生労働省は、病床の機能分化を進める目的で、2012年度診療報酬改定で、特定除外制度を廃止しました。そして今回の診療報酬改定で、7対1の特定除外制度も原則廃止としました。ただし、今回の「特定除外廃止」には例外が設けられており、2室4床のみ、2015（平成27）年9月30日まで特定除外を存続させることができるとされています。

一般の人への影響としては、この特定除外制度の原則廃止により長期入院は限定的なものとなり、病院が患者を追い出す形にならないかが懸念されています。

また、今回の診療報酬改定では「一般病棟入院基本料」の重症度、医療・看護必要度区分の見直しも行われました。「一般病棟入院基本料」は、前

[図表2－19] 平成26年度診療報酬改定に見る2025年の病床イメージ

＜現在の姿＞	基本的な考え方	＜2025年（平成37年）の姿＞
7対1　357,569床※経過措置の23,022床を除く	＜高度急性期・一般急性期＞○病床の機能の明確化と機能に合わせた評価・平均在院日数の短縮・長期入院患者の評価の適正化・重症度・看護必要度の見直し・入院早期からのリハビリの推進等	高度急性期（18万）
10対1　210,566床		一般急性期（35万）
13対1　26,926床	＜回復期（亜急性期入院医療管理料等）＞○急性期を脱した患者の受け皿となる病床の整備・急性期病床からの受入れ、在宅・生活復帰支援、在宅患者の急変時の受入れなど病床機能を明確化した上で評価等	地域に密着した病床24万 亜急性期（26万）
15対1　54,301床	＜長期療養＞○長期療養患者の受け皿の確保＜その他＞○医療資源の少ない地域の実情に配慮した評価○有床診療所の機能に応じた評価	長期療養（28万）
療養病棟　216,653床		
	＜外来医療＞○外来の機能分化の推進・主治医機能の評価等	外来医療
	＜在宅医療＞○質の高い在宅医療の提供の推進・在宅療養支援診療所・病院の機能強化等	在宅医療

出典：厚生労働省「次期診療報酬改定における社会保障・税一体改革関連の基本的な考え方」（概要）

述のとおり、看護配置、看護比率、平均在院日数によって区分されていますが、重症度と看護必要度でも区分されています。一般病棟では、急性期の患者を収容することが求められおり、受け入れた患者がどの程度重症かを把握するための指標を、重症度、医療・看護の必要度としています。

2012年度診療報酬改定では、この重症患者の受け入れ率が15％以上あることが7対1の算定要件とされ、今回の2014年度改定では、7対1病床が、重症患者の受け入れを促す形にこの評価項目が見直されました。厚生労働省のねらいは、一般病床を縮小していくためにも、病床機能分化は今後も続いていく大きなテーマであり、急性期病床全体の縮小を進めていくためにも7対1基準など、診療報酬の高い急性期の算定要件を厳格化し、要件を満たせない病院を10対1や回復期などへと移行させる意図があるといえます。

この7対1一般病棟入院基本料等に関する改定は医療現場に与える影響がとても大きく、そのため経過措置が設定されています。しかし、経過措置は2014（平成26）年9月末までの半年間に限定されているため、今後ますます、医療機関は厳しい選択を迫られそうです。

●尊厳死　　　　　　　　　　　　　　　　　　　コラム

　現代の医療をもってすれば、回復の見込みがなく、すぐにでも命の灯が消え去ろうとしているときでも生かし続けることが可能です。たとえば、人工呼吸器をつけて酸素を体内に送り込み、胃に穴をあけて胃ろうを装着して栄養を摂取させる人工栄養の方法がそれです。ひとたびこれらの延命措置を始めたら、はずすことは容易ではありません。なぜなら、その生命維持装置をはずせば死に至ることが明らかである以上、それを医師がはずすことは難しいからです。

　「どんなかたちでもいい、あらゆる手段を使って生きたい」と思っている多くの人々の意思は当然に、尊重されるべきです。一方で、チューブや機械につながれて、なお辛い闘病を強いられるのならば、「安らかにその時を迎えたい」と思っている人々も多数います。そんな「平穏死」「自然死」を望む人々が、元気なうちに自分の意志を記しておく方法があります。それがリビングウイル（LivingWill）です。

　リビングウィルは、「尊厳死の宣言書」のことであり、「自分の命が不治かつ末期であれば、延命措置を施さないでほしい」と宣言し、記しておくものです。

　延命措置を控えてもらい、苦痛を取り除く緩和に重点を置いた医療に最善を尽くしてもらう。日本尊厳死協会では、こうした安らかな死を迎えたい人々のためにリビングウィルを発行し、会員を支援しています。具体的には、日本尊厳死協会の会員には、「正会員」と「終身会員」があります。会員資格としてはまったく同じですが、会費の納め方に違いがあります。正会員は会費を毎年納めますが、終身会員は一

括して払い込みます。

	1人	夫婦
正会員	2,000円	3,000円
終身会員	70,000円	100,000円

　会員になると、尊厳死協会発行の会員証と宣言書のコピーが送付されます。これを医療機関や医師に提示すれば、リビングウィルの意思が受け入れられやすくなります。この会員証の裏面には、以下の宣言が記載されています。

　　　　尊厳死の宣言書（リビング・ウイル　Living Will）
①私の傷病が、現代の医学では不治の状態であり、既に死が迫っていると診断された場合には、ただ単に死期を引き延ばすためだけの延命措置はお断りいたします。
②ただしこの場合、私の苦痛を和らげるためには、麻薬などの適切な使用により十分な緩和医療を行ってください。
③私が回復不能な遷延性意識障害（持続的植物状態）に陥った時は生命維持措置を取りやめてください。
以上、私の宣言による要望を忠実に果たしてくださった方々に深く感謝申し上げるとともに、その方々が私の要望に従ってくださった行為一切の責任は私自身にあることを附記いたします。

　　　　　　　　　　　　　　　　　　　　　年　　月　　日
　　　　　　　　　　　　　　　　　　　　　　　自署

筆者は、夫婦で尊厳死協会の会員になっています。医学が進歩したからこそ、寿命が延び死亡率が低下したからこそ、一人ひとり自らの最期に対して、より鮮明に向き合う必要があるのではないでしょうか。「死」について向き合うということは、決して尊厳死協会の会員になるか否かの問題ではありません。
　誰しもが考えたくない、そして誰しもが避けて通れない最期を、一度考えてみる時間を持つことは、日々何事もなく過ごしていける「生」があることの幸福を、あらためて感じる機会にもつながるでしょう。
　一人ひとりの大切な人生です。「死」に向き合ってみて「生」のよろこびを実感し、豊かな人生を送りませんか。

第3章

人類未踏の高齢化社会を支えるわが国の介護

1 これからどうなる⁉公的介護保険

▶ 介護の面で民間保険に期待されているものは

　「介護」を考えるうえで最も重要なことは、「すべての人に関係のあること」という意識です。2025年には、団塊の世代が75歳となる超高齢化社会を迎えます。親子であったり、夫婦であったり、親戚やご近所さんを含め、これから2025年に向けて、身近なところに「介護」は発生し、存在していくことが予想されています。しかしながら、国民が「介護」を自分のこととして捉えられているのか、甚だ疑問の残るところです。

　私は、お客様向けのセミナーなどの講演依頼を受けるなかで認知症のことについて説明し、「徘徊」しているシーンや「作話」などの認知症の初期症状を紹介しますが、なかには60歳前後と見受けられる聴講者で、照れ隠しなのか失笑している人をよく見かけます。一方で、後期高齢者（75歳以降）で背筋もピシッと伸びた認知症とは縁のなさそうな人に、真剣な眼差しで、現在の認知症治療などについて質問されることもあります。これらの反応の違いは、そういった経験の差なのか、個々人の情報量の違いなのか、とにかくその意識と態度は千差万別です。私なりの結論として、この「介護」については、まだ多くの人が未経験の領域であるがために、自分のこととして捉えられずに、財の面でも、心の面でも、その「備え」が遅れる傾向にあるのではないかと感じているところです。

　これから2025年に向けて、民間保険には「介護」リスクに対する商品展開によって、顧客を支える役割があることは当然の義務だと思っています。自分のこととして捉えることの難しい「介護」について、国民に「正しい認識と理解を深めさせる」というもうひとつの役割を担っているとも考え

ています。これらの役割が果たせたとき、少子高齢化社会における新たなリスクである「介護」を、一般的な保障の種類として定着させることができるでしょう。そのためには、過去における国の政策の変遷を辿りながら、少子高齢化社会の最初の大きな山場である2025年に向けての人口動態や家族のあり方、就業環境の変化など変わりゆく環境も勘案しながら、おとずれる「介護」リスクの仮説を立ててみることがその第一歩となります。

　2000年に始まった公的介護保険ですが、要介護・要支援の認定を受けた人は制度発足時に約256万人で、2014年1月時点では2倍超の約580万人に増えています。1カ月分約2,900円でスタートした公的介護保険の保険料（65歳以上の人の負担分、市区町村の基準額の平均）は現在5,000円にまで上がり、2025年には8,200円程度に上昇するという厚生労働省の試算もあり、介護の必要性は今後も高まっていくといえます。現在、公的な介護施設に入れない待機者の問題、社会保障費における介護部分の増大の問題などが山積し、国会などでは「原則、特別養護老人ホームに入所できるのは要介護3以上の人に限定」「高所得者の自己負担割合を2割へ」など、公的介護保険制度の改正案が議論されています。制度改正の行方も見据えながら、民間保険が果たすべき介護保障の役割についてじっくりとこれからも考えていきたいところです。

公的介護保険ができるまで

　まず、公的介護保険ができるまでを見てみましょう［図表3－1］［図表3－2］。

①老人福祉法と老人保健法の変遷

　1961年4月からの国民年金法の施行および国民健康保険法の全面実施に

より、すべての国民が公的年金制度及び公的医療保険制度の対象となる「国民皆保険・皆年金」が確立されました。これにより、高齢期の所得保障や医療保障の基盤が整うとともに、以後1980年代半ばまで、高度経済成長に合わせて、老齢年金の給付水準や医療保険の給付率の引上げなど諸制度の拡充が進められました。しかし、1980年代以降は少子高齢化と経済成長の減速があいまって、給付率・給付額について縮小する見直しが中心となりました。

　高齢者福祉については、1963年7月制定の老人福祉法によりその基盤が整備されました。この老人福祉法は、国や地方自治体の老人福祉増進の責務を明確にするとともに、老人の日及び老人週間、老人福祉施設や在宅福祉、健康増進や社会参加推進など、老人福祉全般にわたる施策を規定する

[図表3－1] 高齢者保障制度の主な変遷

1960・70年代 高度経済成長・生活水準の向上	国民皆保険・皆年金と社会保障制度の発展（いわゆる「救貧」から「防貧」へ） 1961（昭36）年　国民皆保険・皆年金の実施 1963（昭38）年　老人福祉法制定 1973（昭48）年　福祉元年 （老人福祉法改正（老人医療費無料化）、健康保険法改正（家族7割給付、高額療養費）、年金制度改正（給付水準引上げ、物価・賃金スライドの導入））
1980・90年代 高度経済成長の終焉・行財政改革	安定成長への移行と社会保障制度の見直し 1982（昭57）年　老人保健法制定（一部負担の導入等） 1983（昭58）年　特例許可老人病院制度 1984（昭59）年　健康保険法等改正（本人9割給付、退職者医療制度） 1985（昭60）年　年金制度改正（基礎年金導入、給付水準適正化、専業主婦を含めた女性の年金権確立）医療法改正（地域医療計画） 1986（昭61）年　老人保健施設の創設 1990（平2）年　老人福祉法・老人保健法改正 1994（平6）年　新ゴールドプラン（高齢者保健福祉計画）の導入 1999（平11）年　ゴールドプラン21の導入

[図表3-2] 高齢者保健福祉政策の主な流れ

年代	高齢化率	主な政策
1960年代 高齢者福祉政策の始まり	5.7% (1960)	1963年　老人福祉法制定 ◇特別養護老人ホーム創設 ◇老人家庭奉仕員（ホームヘルパー）法制化
1970年代 老人医療費の増大	7.1% (1970)	1973年　老人医療費無料化
1980年代 社会的入院や 寝たきり老人の社会問題化	9.1% (1980)	1982年　老人保健法の制定 ◇老人医療費の一定額負担の導入等 ◇老人保健施設の創設
1990年代 ゴールドプランの推進	12.0% (1990)	1989年　ゴールドプラン（高齢者保健福祉推進10カ年戦略）の策定 ◇施設の緊急整備と在宅福祉の推進 1994年　新ゴールドプラン（新・高齢者保健福祉推進10カ年戦略）策定 ◇在宅介護の充実
介護保険制度の導入準備	14.5% (1995)	1996年　連立与党3党政策合意 介護保険制度創設に関する「与党合意事項」 1997年　介護保険法成立
2000年代 介護保険制度の実施	17.3% (2000)	2000年　介護保険法施行 2005年　介護保険法の一部改正

　法律です。同法により、老人福祉施設では、新たな介護施設として、心身の障害が著しいため常時介護を必要としているにもかかわらず居宅において養護を受けることが困難な高齢者の入所施設として、「特別養護老人ホーム（いわゆる特養）」が創設されました。養護老人ホームが生活保護法による養老施設を継承するもので低所得者向けの施設であるのに対して、特別養護老人ホームは、高齢者やその家族の所得の多寡を問わず、居宅における常時介護の必要性の有無でサービス利用の可否を判断するという点で、当時としては斬新な発想でした。また、在宅福祉では、家庭奉仕員（現在のホームヘルパー）が低所得者等の家庭を訪問して生活上の世話を行う在宅家庭奉仕員派遣事業が制度化されました。

　1980年代までは、老人福祉サービスの利用者は概して一人暮らしの低

所得者中心でした。これには、施設または在宅福祉サービスの量的不足という点もありましたが、最も大きな要因としては、当時は高齢者の多くが子どもと同居することが一般的であり、高齢者の世話は家族の仕事と考えられていたことが挙げられます。ゆえに、介護が必要になったとき、家族を離れて老人福祉施設に入所することに本人も家族たちも心理的抵抗感が強かった反面、在宅で利用できる介護サービスは少なく、結局、家族が世話を引き受けるか、いわゆる老人病院等の医療機関に入院させるかという両極端な選択肢しかなかったという背景によりました。

　1980年代頃から、平均寿命もだいぶ延びて高齢者の介護期間が長くなる傾向が出てくると、核家族化、高齢夫婦世帯やひとり暮らし世帯も増えてきて、さらに女性の就労の増大等により、これまでの家族が担ってきた在宅介護の基盤が弱体化していきました。

　そして、高齢者の介護問題が社会的な関心事となり、社会保障の政策面においても顕著な対応がみられるようになりました。まず、医療面では、1982年に高齢者の医療費の負担の公平化と壮年期からの保健事業による高齢者の健康の確保を目指し、老人保健法が制定されました。

　老人保健法の制定により、医療事業や保険事業は無料から有料に切り替えられました。それ以前は「ばらまき福祉」といわれた時代があり、代表的なものとして老人医療の窓口負担を無料化がありました。しかし、経済成長のかげりと予想をはるかに上回る高齢化の進展によって、このようなばらまき福祉は財政上維持できなくなったのです。こういった状況を踏まえて、同法では、同法に該当しない場合のみ老人福祉法による手厚い福祉が受けられるという体制に切り替え、1986年には、病状が安定して、病院での入院治療よりも看護、介護、機能訓練に重点をおいたケアを必要とする施設として、老人保健施設が創設されました。

病院の機能についても、1983年に高齢者の慢性疾患に対応した医療と介護を提供するために、介護職員を配置した特例許可老人病院制度が創設されました。さらに、1992年には、長期療養に対応した療養環境と職員配置の療養型病床群制度が創設されました。

一方、老人福祉分野では、1980～90年代にかけて、①施設整備ばかりでなく、高齢者が可能な限り住み慣れた地域で生活を送れるように在宅福祉施策の充実を図ること、②高齢者に最も身近な行政機関である市区町村が中心になること、③高齢者保健福祉サービスの基盤整備が計画的に行われるようにすること、という方向から法制度の改正が行われました。

1990年の老人福祉法・老人保健法の改正により、特別養護老人ホームへの入所措置の決定など市区町村が高齢者福祉行政の中心と位置づけられました。また、全市区町村・全都道府県に対し、それぞれの地域における高齢者保健福祉サービスの基盤整備を図るための老人保健福祉計画の策定を義務付けることによって、地域ごとに高齢者の人口や住民の保健・福祉のニーズを把握でき、将来必要な福祉サービスの量を明らかになりました。自治体への老人保健福祉計画策定の義務付けは、以後の高齢者福祉体制の整備を進めるうえでとても意義のあることでした。

②ゴールドプラン

さらに、1989（平成元年）年12月に、今後の10年間を見据えて高齢者対策強化を図る目的でゴールドプラン（高齢者保健福祉推進10カ年戦略）が策定されました。ゴールドプランでは、市区町村における在宅福祉対策の緊急実施、施設の緊急整備が図られ、特別養護老人ホーム・デイサービス・ショートステイなどの施設の緊急整備、ホームヘルパーの養成などによる在宅福祉の推進など、10年後の目標値が設定され、計画的かつ重点

的に整備を図ることとされました。

　ところが、当初の予想よりも高齢化が早く進んだため、1994年に全面的に新ゴールドプランとして改定されました。2000年4月の介護保険制度の導入で生じる新たな需要に対応するため、新ゴールドプランの柱は在宅介護の充実に重点を置き、ヘルパーの数17万人の確保、訪問看護ステーションを500カ所設置などが目標とされました。1999年度で新ゴールドプランは終了し、新たに策定された高齢者保健福祉計画の名称がゴールドプラン21です。ゴールドプラン21は、いかに活力ある社会を作っていくかを目標にしていて、「いつでもどこでも介護サービス」「高齢者が尊厳を保ちながら暮らせる社会づくり」「ヤング・オールド（若々しい高齢者）作戦」の推進、「支え合うあたたかな地域づくり」「保健福祉を支える基盤づくり」という介護サービスの基盤整備と生活支援対策などが位置づけられ、新ゴールドプランには盛り込まれていなかったグループホームの整備を具体的な施策として掲げました。策定時点では、介護保険制度の創設は想定されていなかったようですが、1990年代には新旧のゴールドプランにより介護施設の設置やホームヘルパーの増員等が図られ、1990年代は介護保険制度実施に向けての基盤となりました。

③介護保険法施行

　現在の介護保険は、1994年4月、厚生省（2001年から厚生労働省に変更）内に事務次官とトップとする高齢者介護対策本部という省内プロジェクトチームが設置されてから検討が始まりました。本部の設置理由は「21世紀の本格的な高齢化社会にふさわしい新しい高齢者介護システムの検討」とされ、介護保険制度創設の検討というテーマは全面に出されていませんでした。

その理由には2点あり、ひとつは、措置制度の見直しに対する社会福祉関係者の不安が大きかったことです。長年措置制度により施設運営や在宅サービスの提供を行ってきた社会福祉関係にとって、社会保険による利用契約制や介護報酬の導入は「革命的な変革」とみられかねないものだったからです。もうひとつの理由には、当時政治問題となっていた「消費税の引上げ議論」との関係がありました。政府としては、ゴールドプランの見直しの財源など本格的な高齢化社会に備えるために必要な財源の確保という説明によって国民の理解を得て、消費税を3％（当時）から7％へ引き上げようと画策していました。しかし、国民の反発が予想以上に強く、結局のところ大幅な引上げは見送られ、1993年7月、所得税・住民税減税幅とほぼ同額の税収が得られる2％への引上げが決定されました。
　このような状況の変化を受けて、介護保険制度の検討が本格化したのは1994年12月でした。高齢者介護対策本部の研究会である、「高齢者介護・自立支援システム研究会」が介護保険制度の創設を提言したのです。また、総理の諮問機関である社会保障制度審議会の1994年7月の勧告でも介護保険制度創設の必要性が盛り込まれました。この頃、時を同じくしてドイツで介護保険制度が成立し、1995年1月から施行されました。これによりわが国における介護保険制度創設に向けての機運を高めるとともに、介護保険制度に対する肯定的な世論形成への追い風になりました。1995年2月からは、老人保健福祉審議会で審議が始まり、1996年5月の同審議会の最終報告を踏まえて法案の立法作業及び国会提出という段取りに至りました。
　介護保険制度の検討が本格化した1994年7月以降、与党は自民党・社会党・さきがけという自社さ連立政権で運営されていました。長期間にわたって政権を維持してきた自由民主党（自民党）が、1993年の総選挙で過半数割れを起こして政権の座を新生党などの非自民会派に明け渡すこととな

りましたが、1994年7月、1950年代半ばから野党として対立してきた社会党と連立政権を構成し政権を取り戻すという異例の政治情勢となっているときでもありました。当時の首相には、社会党党首村山富一氏が就いていました。介護保険制度の創設については、社会党は全面的に賛成でしたが、自民党議員のなかには消極的な意見も多くみられ、1996年1月、首相が自民党党首に代わり、自社さ連立政権のなかで相対的に自民党の意見が強まることとなりました。そうした状態のなか、1996年6月、介護保険法案を国会提出するための与党事前審査が始まりましたが、自民党の関係部会では時期尚早論等が噴出したために、政府は国会提出を断念する事態となりました。その後は、連立与党三党のワーキングチームが調整に入り、1996年9月の合意を経て、法案原案の一部修正の上、1996年11月法案の国会提出、翌1997年12月国会での可決成立となりました。

　この政策過程の特徴としては、厚生省主導型で制度の企画立案が進められて、与党と省庁の二人三脚で制度が創設された点にあります。また、当時の政治情勢において、介護保険制度の創設に前向きであった社会党やさきがけが与党に参画していたことも大きな推進力になったといえます。

　なお、その後、連立与党の枠組みが変わったことなどから、介護保険制度の予定どおりの施行が危ぶまれる時期もありました。1997年9月からは自民党の単独政権となり、1999年1月からは自民党と自由党という保守政党同士の連立政権に変わりました。自由党は、高齢者介護システムの財源は消費税をあてるべきとし、社会保険方式での創設には反対でした。また、自民党の一部には時期尚早論がくすぶり続けていたこともあって、制度施行を1年後に控えた1999年5月頃から実施延期を示唆する発言さえ政府首脳の口から出るようになりました。1999年10月には公明党が連立与党に加わり、高齢者の保険料を半年間徴収見送りとすること等の与党3党の申

入れを受けて、政府は1999年11月、高齢者の保険料徴収を1年半にわたって減免する等の対策を盛り込んだ特別対策を決定しました。こうした経緯もあり、新聞・テレビ等では介護保険に関する報道がさかん行われ、介護保険関係の雑誌や書籍が大量に発行されたりするなど、社会の介護保険に対する関心が一気に高まるなかで、2000年4月介護保険の施行を迎えました。

④国民にとっての公的介護保険制度

創設された介護保険制度は、従来の制度を大幅に変更し、新たに保険料負担が必要となる社会保険制度であること、福祉や医療の関係者ばかりでなく社会全体でも大きな関心を集めました。社会福祉研究者のなかには、「公的責任の後退」という批判の声もあがりましたが、政府が行った世論調査では国民の約8割が、介護保険制度の創設に賛成していました。

平均余命が延びたことで介護を必要とする状態（要介護状態）になる可能性も高くなり、要介護高齢者数の増大とともに、介護される側と介護する側の双方に介護の意味合いも重要となり、介護自体の長期化傾向も顕著となっていました。これらに加え、在宅の寝たきり高齢者の介護者の約半数は60歳以上で、4分の1は70歳以上という「老老介護」（高齢者が高齢者を介護すること）、介護者の約8割は女性（配偶者、娘、嫁）という現状から、介護不安の解消や介護負担の軽減に対する要望には切実なものでした。介護保険制度の制定は、多くの国民の願いでなされたものでした。

しかし、介護者に影響を与えている家族構成は、介護保険制度が制定された2000年当時よりも、現在はより深刻さを増しているといえます。2025年には家庭内での介護者不足が懸念されています［図表3−3］。さらに、［図表3−4］は、今後の「世帯構成の推移と見通し」です。単身世帯、高齢

者単身世帯、ひとり親世帯の介護者不足が懸念される世帯の割合は増加の一途を示しています。

　民間保険において、将来の介護リスクを一般の人に知ってもらううえで、介護者不足の起こりやすい家族構成の将来像をイメージしてもらうことは非常に重要なポイントです。理由は、後述しますが、国が2025年の介護の姿として描いているのは、「地域包括ケアシステム」を中心とした地域

[図表3-3] 介護者不足が心配される世帯像の2000年vs2025年

	単身世帯	高齢者単身世帯	ひとり親世帯
2000（平成12）年	27.6% 4世帯に1世帯	6.5% 15世帯に1世帯	7.6% 13世帯に1世帯
2025（平成37）年	37.2% 3世帯に1世帯	15.4% 7世帯に1世帯	11.4% 9世帯に1世帯

[図表3-4] 世帯構成の推移と見通し

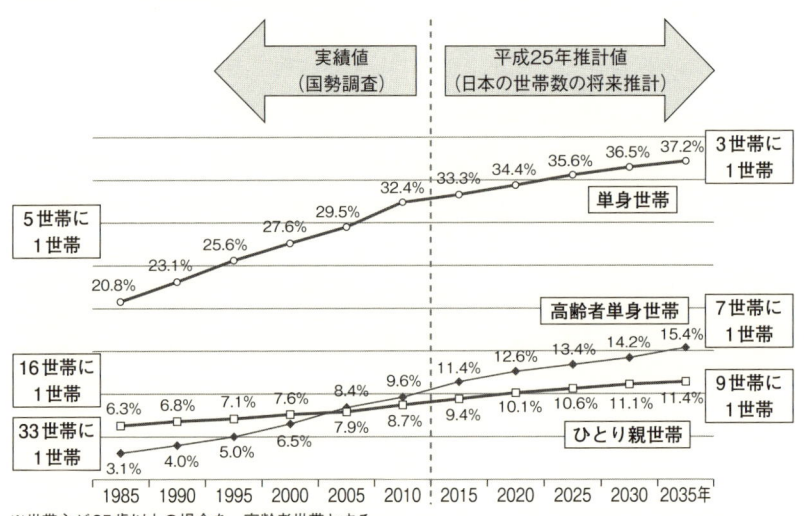

←実績値（国勢調査）｜平成25年推計値（日本の世帯数の将来推計）→

単身世帯: 1985年 20.8%、1990年 23.1%、1995年 25.6%、2000年 27.6%、2005年 29.5%、2010年 32.4%、2015年 33.3%、2020年 34.4%、2025年 35.6%、2030年 36.5%、2035年 37.2%（3世帯に1世帯）
（5世帯に1世帯）

高齢者単身世帯: 6.3%、6.8%、7.1%、7.6%、8.4%、9.6%、11.4%、12.6%、13.4%、14.2%、15.4%（7世帯に1世帯）
（16世帯に1世帯）

ひとり親世帯: 3.1%、4.0%、5.0%、6.5%、7.9%、8.7%、9.4%、10.1%、10.6%、11.1%、11.4%（9世帯に1世帯）
（33世帯に1世帯）

※世帯主が65歳以上の場合を、高齢者世帯とする。
出典：総務省統計局「国勢調査」、国立社会保障・人口問題研究所「日本の世帯数の将来推計（全国推計）（2013年1月推計）」

完結型の介護であり、在宅サービスを中心に考えているからです。この考え方の根底には、住み慣れた町で、住み慣れた環境で介護環境を整えるという理想のイメージがありますが、その場に家族がいない、いわゆる介護者がいないことが想定される人にとってみれば、必ずしも安心につながるとは言い切れません。

　民間保険においては、以前から死亡リスクをライフプランリスクに重ね合わせて考える「必要保障額」という考え方がありますが、介護における「必要保障額」には、同居者がいないことや将来いなくなることも勘案すべきでないでしょうか。通常、「必要保障額」の金額の多寡において、子どもの有無は他の要素より比較的影響が大きいものです。簡単にいえば、子どもがたくさんいる人は、「必要保障額」も高額になりがちです。しかし、これは介護の「必要保障額」においては、逆に働くことが考えられます。もちろん、必ずしも子どもたちが「介護」をしてくれるわけではないものの、相対的には介護者のいないリスクは下がるとも考えられます。今後、民間保険に携わる者としては、個々人のライフプランを尊重した提案を行うなかで、介護の「必要保障額」の要素を考え、個別事由への対応を深めていく必要もあるといえます。

⑤高齢者保健福祉政策としての公的介護保険制度

　介護保険制度創設の主なねらいには3つあります。

　第一に、介護を必要とする高齢者（要介護高齢者）の自立・支援を目的としていることです。つまり、要介護者の持つ能力を最大限に活かして、自立した日常生活を営むことができるように社会的に支援するとともに、家族等の介護者の介護負担の軽減を図るものです。

　第二に、福祉分野と医療分野に分かれて対応されてきた従来の介護政策

の問題点を解消し、利用者本位で総合的なサービスを受けことができる仕組みをつくることです。従来の老人福祉分野は、「措置制度」と呼ばれるサービスの提供の仕組みでした。措置制度とは、市区町村をはじめとする行政機関が法に基づく要件に合致すると判断する人を対象に、必要な福祉サービスを自治体で決定し、それを提供する仕組みのことで、そのため利用手続に時間がかかり、利用者がサービスの種類や提供機関を選択できないなどといった問題点がありました。

また、従来の老人福祉施策の中心が低所得者向けであったため、一般の高齢者は措置制度による福祉サービス利用に心理的抵抗感が強くありました。介護保険制度は、措置制度に代えて利用者とサービス事業者間で契約に基づくサービス提供システムを導入した点に新しさがあり、これによりサービス競争が起こり介護サービスが洗練されていくことが期待されていました。

第三に、社会保険方式という新たな財政方式を導入することにより、高齢化の進行により増大を続ける介護費用に対する安定的な財源を確保することです。1990年代前半にバブルがはじけ、景気の衰退により国も地方自治体も税収減に悩まされていました。

他方、従来の老人福祉分野の財源はすべて国や地方自治体の公費負担に依存していたため、21世紀の本格的な高齢社会において拡充する高齢者関係の社会保障費用をどのように賄うのかが大きな課題となっていました。そこで、高齢者介護については、社会保険方式を導入することによって高齢者を含む被保険者の保険料が介護費用の財源に加わることとなり、新たな財源確保とともに、介護費用の増大に対する対応が可能になりました。

介護需要と供給の現状

①要介護（要支援）認定者数

　要介護（要支援）認定者（以下「認定者」）数は、2013年度末時点で約584万人おり、そのうち、第1号被保険者（65歳以上）は約569万人、第2号被保険者（40～64歳）は約15万人です［図表3－5］。認定を受けた第1号被保険者のうち、前期高齢者（65～74歳）は約72万人、後期高齢者（75歳以上）は約497万人と、第1号被保険者の認定者に占める割合は、前期高齢者で12.7％、後期高齢者で87.3％となり、後期高齢者の割合が高いことがわかります。

　また、認定者を［図表3－6］のとおり要介護（要支援）状態区分別でみると、おおよそで、要支援1：82万人、要支援2：80万人、要介護1：111万人、要介護2：103万人、要介護3：77万人、要介護4：71万人、要介護5：61万人と、軽度（要支援1～要介護2）の認定者が約63.5％を占めていることがわかります。

［図表3－5］要介護（要支援）認定者数

（単位：千人）

区　　分	要支援1	要支援2	要介護1	要介護2	要介護3	要介護4	要介護5	計
第1号被保険者	807	782	1,085	994	745	692	586	5,691
65歳～75歳未満	117	114	131	130	86	74	70	722
75歳以上	690	668	954	865	659	618	516	4,969
第2号被保険者	13	21	24	32	20	17	20	147
総　　数	820	802	1,110	1,026	766	709	605	5,838
構　成　比	14.0%	13.7%	19.0%	17.6%	13.1%	12.1%	10.4%	100.0%

出典：厚生労働省「介護保険事業状況報告」（2013年）

[図表3-6] 認定者数の推移（年度末現在）

（単位:千人）

凡例: ■要支援　■要支援1　■要支援2　■経過的要介護　■要介護1　■要介護2　■要介護3　■要介護4　■要介護5

年度	2000	01	02	03	04	05	06	07	08	09	※10	11	12	13
指数	(100)	(116)	(134)	(150)	(169)	(172)	(177)	(182)	(189)	(198)	(207)	(219)	(228)	
合計	2,562	2,983	3,445	3,839	4,086	4,323	4,401	4,529	4,673	4,846	5,062	5,306	5,611	5,838
要介護5	337	377	409	452	463	465	486	499	513	559	591	607	611	605
要介護4	363	389	419	473	493	521	544	575	587	626	638	665	692	709
要介護3	355	389	426	486	522	552	645	705	736	713	698	721	743	766
要介護2	484	563	636	596	611	645	750	802	821	849	897	948	989	1,026
要介護1	701	875	1,056	1,240	1,328	1,423	895	769	784	847	907	965	1,046	1,110
経過的要介護							45	2	0					
要支援2							508	627	660	651	668	709	766	802
要支援1							550	572	601	664	690	764	820	
要支援	322	390	499	593	669	718	527							

※( )の数値は、2000年度を100とした場合の指数である。
※東日本大震災の影響により、2010年度の数値には福島県内5町1村の数値は含まれていない。
出典：厚生労働省「介護保険事業状況報告」（2013年）

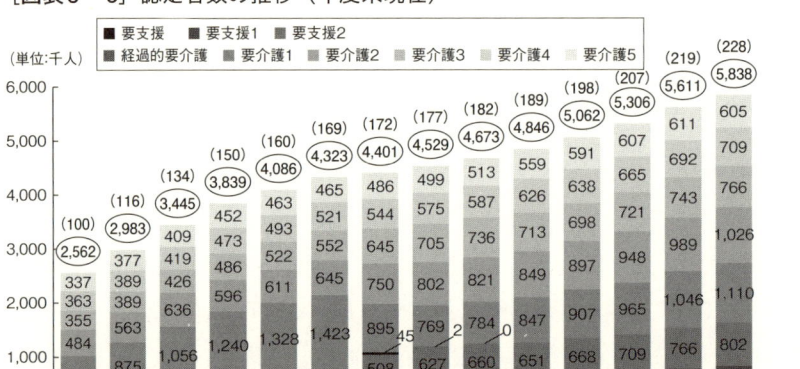

②認知症の原因と将来推計

　認知症の原因となる病気には多くのものがありますが、特に多いのが脳血管性認知症とアルツハイマー型認知症です。この2つとその混合型を合計すると、患者数は認知症全体の80～90％を占めるといわれています。脳血管性認知症というのは、脳こうそくまたは脳出血などの脳の血管に異常が起きた結果、認知症になるものです。一方のアルツハイマー型認知症は、脳の細胞が変異するまたは消失してしまったために脳が縮んで認知症になるものです。

　認知症の患者数は、九州大学の清原教授が行った福岡県の久山町の研究をもとに推計された研究報告によると、現在認知症は500万人を突破し、65歳以上の10人に1人以上は認知症を患っていると推計されています。

また、2013年6月に厚生労働省から報告された、[図表3－7]の資料によれば、65歳以上の高齢者のうち、認知症の人は推計15%いることがわかっています。この調査では、認知症になる可能性がある軽度認知障害（MCI：認知機能が正常でもなく認知症でもない中間の状態の人）の有病率推計値は13%、380万人と推計されました。一方、厚生労働省が推計した2010年度の認知症高齢者の日常生活自立度Ⅱ以上の高齢者数は280万人とされており、その差160万人は、日常生活自立度Ⅰまたは要介護認定を受けていない人であると報告されました。この報告のなかでは、「MCIの人がすべて認知症になるわけではないが、今回、MCIや軽度の認知症の人の存在数が示されたことは重要で、厚生労働省としても2011年度から早期診断、

[図表3－7] 認知症高齢者の現状（平成22年）

○全国の65歳以上の高齢者について、認知症有病率推定値15%、認知症有病者数約439万人と推計（平成22年）。また、全国のMCI（正常でもない、認知症でもない（正常と認知症の中間）状態の者）の有病率推定値13%、MCI有病者数約380万人と推計（平成22年）。
○介護保険制度を利用している認知症高齢者は約280万人（平成22年）。

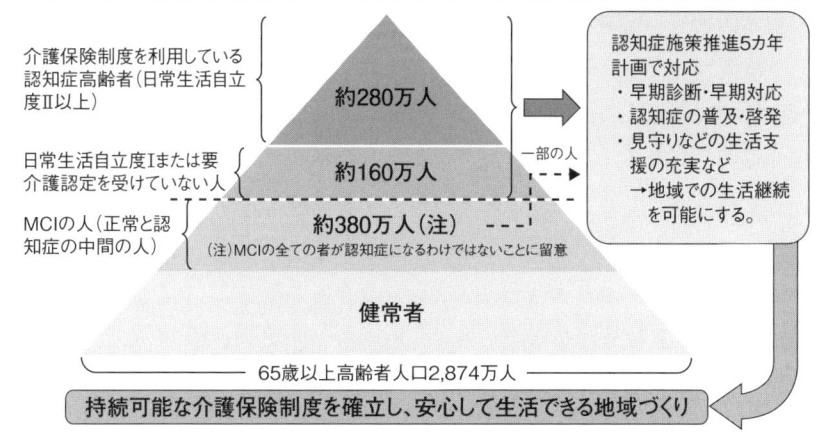

介護保険制度を利用している認知症高齢者（日常生活自立度Ⅱ以上）：約280万人

日常生活自立度Ⅰまたは要介護認定を受けていない人：約160万人

MCIの人（正常と認知症の中間の人）：約380万人（注）
（注）MCIの全ての者が認知症になるわけではないことに留意

健常者

65歳以上高齢者人口2,874万人

認知症施策推進5カ年計画で対応
・早期診断・早期対応
・認知症の普及・啓発
・見守りなどの生活支援の充実など
→地域での生活継続を可能にする。

持続可能な介護保険制度を確立し、安心して生活できる地域づくり

出典：厚生労働省「都市部における認知症有病率と認知症の生活機能障害への対応」（H25.5報告）及び『「認知症高齢者の日常生活自立度」Ⅱ以上の高齢者数について』（H24.8公表）を引用

早期対応をはじめとする認知症施策推進5カ年計画を作成・推進しています。

具体的には、厚生労働省では、これらの人々を地域で支えていくために、まずは多くの人に認知症を正しく理解してもらい、適切な対応につながるような取組みを実施しています。代表的なものに「認知症サポーター」の養成があり、2013年3月末でのその数は約400万人にも達しています。同省によれば、この数を2017年までに600万人、2025年までに1,000万人まで増やしていきたいとしています。さらに、認知症の人や家族への支援のための取組みとして、認知症の本人、家族、専門職、地域住民などが参加集う「認知症カフェ」への取組みも少しずつ広がっており、市区町村を中心に、地域の様々な関係者・関係機関が連携し、日常生活圏での認知症の人々の見守りを含めた自助、互助のネットワーク構築を広めようとしています。認知症の研究については、全国の認知症研究機関等のネットワーク化をはじめ、研究分野への支援も重点的に行い、2025年を目途に認知症の根本的治療方法を実現化するために、「ナショナル・プロジェクト」として位置づけて取り組んでいます。

今後の民間保険の役割としては、介護のなかで直面する認知症について、要介護者や介護者がどのようなリスクにさらされているのか、生活の質を守っていくうえで必要となる備えとは何かを明確にし、必要な提案と情報を提供していくことが重要であると考えられます。

この「認知症サポーター」に代表される介護の役割は、「見守り」です。ここに、民間保険が持つ販売チャネルを活用できないでしょうか。全国に販売チャネルを持つ保険会社のなかには、保険加入後のアフターサービスに注力している会社もあります。

明治安田生命では、従来から取り組んできた「お客様満足度向上の徹底

追求」を継承・発展のうえ、「感動を生み出す生命保険会社」を目指し、ブランド戦略及び成長戦略を推進しています。「ご契約内容の概要」や「安心ロードマップ（アフターフォローのご案内）」を活用し、契約内容の説明を通じて、お客様自身に、現在加入している生命保険に対する理解を深めてもらうとともに、保険金・給付金の請求の有無について確認するための活動を行っています。あわせて契約者の事前承諾を前提に、受取人に対しても、万一の場合の連絡先や請求方法等について案内する活動を行っています。このようなきめ細かなアフターサービスは、対面で行われている点がポイントです。

　介護における「見守り」は、対面でこそ成り立ちます。契約者へのサービスの一環として、または地域の介護者不足の一助として、「見守り」サービスを採用すべきと考えます。当然、「見守り」のフィードバック先は家族であり、家族との接点にもつながります。平日の日中での訪問で面談ができる機会が少なくなっている昨今において、世帯深耕を進めていくことは容易ではありません。けれども、元気に過ごしているという「見守り」情報を、離れている家族に提供するサービスがあったならば、それを利用する人もいるでしょう。

　結果、顧客満足や世帯深耕につなげられれば、少子高齢化を逆手に取った新たな感動サービスとして経営上の成長戦略とできると思います。

③特養待機者42万人の現実

　特別養護老人ホーム（通称特養）は、全国で多くの人が入所を望み、しかし入所ができず待機者が大勢いる現状にあります。

　いわゆる特養待機者は、42万人を超えており、待機者の内訳は、要介護3〜5で全体の約70%を占めています。特養は、施設に申し込んだ順に

入所できるわけではなく、実際は、特養の施設長、介護職員、ケアマネジャーなどで構成される入所判定委員会で総合的に判定されて入所待機者リストが作成され、割り振られることになります。入所判定委員会が勘案するポイントは主に3つあり、一つ目は要介護度の重さ、要介護度です。二つ目が介護者の有無で、独居老人等は入所の順位が上がります。三つ目が介護者の状態で、認知症（認老介護）やがん（がん老介護）等の既往症の有無や入所の緊急性です。入所判定委員会の役割は、いわゆる介護の環境、施設介護でなければ対応が難しい人をなるべく早く入れる環境を整えることにあります。ただ実際は、そのように工夫しても、申込者が望む地域や住み慣れた地域の特養に入れないケースが多いのも事実です。なかでも、特養が不足している地域は、首都圏をはじめ都市部に多く、その理由は、次の介護3施設と65歳以上の人口を比べた表から読み解くことができます。

[図表3－8] は、全国47都道府県の介護3施設、3施設とは介護療養型医療施設、介護老人保健施設、介護老人福祉施設（いわゆる特養）の65歳以上の人口10万人当たりの定員数都道府県とを比べた表です。全国平均に比べて、特に首都圏や大阪、または愛知といった都市部のなかで定員が不足していることがわかります。この理由は、団塊の世代より上の世代から、戦後都市部に集まって就職し、そして近郊のなかで自宅を購入し住み始めた経緯にあるといえます。

今後も高齢化、いわゆる65歳以上の人口が相対的に多くなる地域は都市部に多く、加速していくことが懸念されています。同時に現在起きている都市部での介護施設不足は、今後も加速していくことが予想されます。特に都市部のなかで問題なのは、核家族の割合が多く、高齢者が独りで住んでいるケース、または支え手が近くにいないまま介護状態となっているケースで、しかもその割合は今後急激に増えてくことが予想されるという

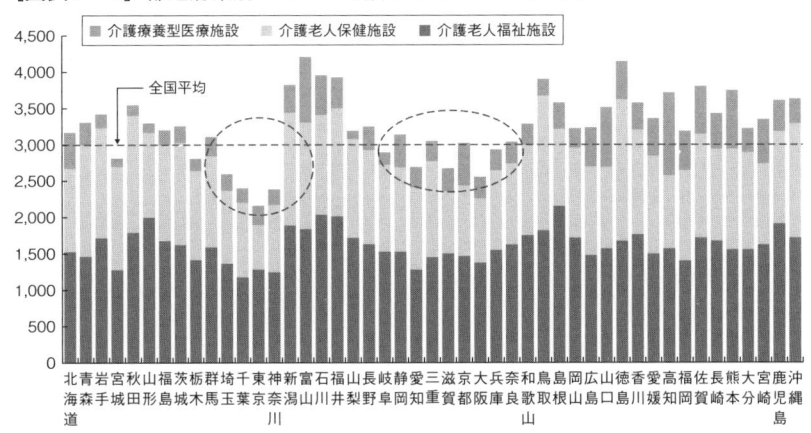

[図表3－8] 都道府県別にみた65歳以上人口10万対定員

凡例：介護療養型医療施設　介護老人保健施設　介護老人福祉施設

北海道 青森 岩手 宮城 秋田 山形 福島 茨城 栃木 群馬 埼玉 千葉 東京 神奈川 新潟 富山 石川 福井 山梨 長野 岐阜 静岡 愛知 三重 滋賀 京都 大阪 兵庫 奈良 和歌山 鳥取 島根 岡山 広島 山口 徳島 香川 愛媛 高知 福岡 佐賀 長崎 熊本 大分 宮崎 鹿児島 沖縄

出典：厚生労働省「介護サービス施設・事業所調査結果の概況」（平成20年）

ことです。そして、都市部のなかにおいては、在宅で介護をしていくこと自体、家族構成上なかなか難しい人や、介護者自体の人手が不足している家庭も増えています。

　現在、都市部のなかでは介護付き有料老人ホームや、高齢者専用のサービスが付いた高齢者専用の賃貸住宅があり、これらを利用して何とか自宅の近辺、住み慣れた町で過ごしてもらえるような環境整備に取り組んでいます。しかしながら、介護施設をどうしても使わなければならないようなケースもあります。医療の必要性が高く、いわゆる病状が悪化しているようなケースでは、どうしても医師の診断や治療が受けられる介護療養型医療施設や介護老人保健施設、（いわゆる老健）が担い手となります。

　老健に入りたくても入れない場合、在宅介護でどこまでできるのかが不安になります。そのため、在宅介護、在宅医療を施してくれる地域の「かかりつけ医」または在宅医療をやってくれる在宅医療支援診療所の数が増

えることが期待されてはいるものの、今のところ不足した状態にあります。施設に行き場もなく、在宅の担い手もいない、そういった人は介護の現状とその後においてとり残されてしまう、これがわが国の置かれている状況です。なお、「かかりつけ医」とは、日本医師会の定義によれば、「なんでも相談できるうえ、最新の医療情報を熟知して、必要なときには専門医、専門医療機関を紹介でき、身近で頼りになる地域医療、保健、福祉を担う幅広い総合的な診療能力を有する医師」とされています。かかりつけ医は、日常の診療において、疾病の早期発見、重症化予防といった適切な初期対応を行うとともに、地域の医療・介護資源に応じて、専門医への紹介、症状改善後の受入れも行うなど多職種間との連携を図っています。

　介護保険制度は、制度スタートから10数年を経た今日、すでに社会に完全に定着しています。今後は加えて、地域包括支援の考え方や、予防給付、地域密着型サービスなど、住み慣れた地域で暮らし続けることを支援するためのスキームを加えるなど、ますます発展し続けることが求められています。地域ごとに、医療、介護とその予防に加え、本人の意向と生活実態に合わせて切れ目なく継続的に生活支援サービスや住まいも提供されるネットワーク（地域包括ケアシステム）の充実なしに、老後の要介護リスクをカバーしていくことは難しいでしょう。

　今後、民間保険に求められる介護に関係する保障は、施設利用や要介護度、病態だけに止まらず、現物給付や、地域包括ケアシステムのなかで利用できるサービスも視野に入れた、受療環境に合わせたものも必要になってくると思われます。

　わが国では、2025年に向けて、「地域包括ケアシステム」を基本とした地域完結型の介護環境の創出を指向しています。その背景には、地域の介護を取り巻く課題は、地域ごとに異なる点にあります。周知のとおり、日

第3章 人類未踏の高齢化社会を支えるわが国の介護

本国内押し並べて同じような高齢化進度ではなく、提供できる介護サービスと高齢者人口のバランスは異なり、たとえば高齢化ひとつとってみても、都市部や地方によって課題も異なります。[図表3-9]は、今後の介護保険を取り巻く状況について、75歳以上人口を都市部と地方で比較したものです。都市部では急速に増加し、もともと高齢者人口の多い地方でも緩やかに増加します。

　この推計から予想されるのは、都市部では「高齢者数」が約1.6～2倍(実数で約50～70万人)に増え、地方では「高齢化率」が約5～6％上がるということです。結果、都市部では介護者や介護施設両方の不足が起こり、地方では人口減少により介護施設は空きがあっても介護者が不足することが予想されます。いずれも共通しているのは介護者不足です。今後は、高齢者の孤独死の増加も懸念されており、国は介護者不足の解消と、一人暮らしの高齢者を孤独死から救う観点から、①定期巡回・随時対応型訪問介護看護や、②サービス付高齢者向け住宅などの施策で「見守り」を強化しようとしています。

　①の「定期巡回・随時対応型訪問介護看護」とは、重度者をはじめとした要介護高齢者の在宅生活を支えるため、日中・夜間を通じて、訪問介護と訪問看護を一体的にまたはそれぞれが密接に連携しながら、定期巡回訪

[図表3-9] 高齢化の地域格差

	埼玉県	千葉県	神奈川県	大阪府	愛知県	東京都	～	鹿児島県	島根県	山形県	全国
2010年	58.9万人	56.3万人	79.4万人	84.3万人	66.0万人	123.4万人		25.4万人	11.9万人	18.1万人	1419.4万人
〈 〉は割合	〈8.2％〉	〈9.1％〉	〈8.8％〉	〈9.5％〉	〈8.9％〉	〈9.4％〉		〈14.9％〉	〈16.6％〉	〈15.5％〉	〈11.1％〉
2025年	117.7万人	108.2万人	148.5万人	152.8万人	116.6万人	197.7万人		29.5万人	13.7万人	20.7万人	2178.6万人
〈 〉は割合	〈16.8％〉	〈18.1％〉	〈16.5％〉	〈18.2％〉	〈15.9％〉	〈15.0％〉		〈19.4％〉	〈22.1％〉	〈20.6％〉	〈18.1％〉
( )は倍率	(2.00倍)	(1.92倍)	(1.87倍)	(1.81倍)	(1.77倍)	(1.60倍)		(1.16倍)	(1.15倍)	(1.15倍)	(1.53倍)

出典：厚生労働省「介護保険部会」(平成25年5月15日)

問と随時の介護サービスを行うもので、2012年4月に創設されたものです。社会保障と税の一体改革での今後の利用見込みによれば、2015年度には1日当たり1万人、2025年度には1日当たり15万人にも上ると試算されています。言い換えれば、これだけ多くの要介護高齢者が在宅生活を送ることが予想されています。

　②の「サービス付高齢者向け住宅」とは、高齢者の居住の安定を確保することを目的として、バリアフリー構造等を有し、介護・医療と連携して高齢者を支援するサービスを提供する住宅です。国土交通省では、「サービス付高齢者向け住宅」の供給促進のため、補助・税制・融資による支援を実施しています。背景には、高齢化が急速に進むなかで、高齢の単身者や夫婦のみの世帯が増加しており、介護・医療と連携して高齢者を支援するサービスを提供する住宅を確保することがきわめて重要となる一方で、これらの住宅の供給は、欧米各国に比べて立ち後れている現状があります。このため、わが国では、「サービス付高齢者向け住宅」の都道府県知事への登録制度を、国土交通省・厚生労働省の共管制度として創設しました。この登録基準として、施設基準などと別にサービスを提供すること（少なくとも安否確認・生活相談サービスを提供）が定められています。ここでもやはりカギとなるのは、安否確認などの「見守り」機能です。在宅での介護という舵取りを進めていくうえで、やはり「見守り」は、必要不可欠な要素と考えられます。

　しつこいですが、民間保険こそ、「見守り」をキーワードに、「現物給付」などの新たなサービス提供の可能性を見い出すべきです。「現物給付」について金融庁では、金融審議会の「保険商品・サービスの提供等の在り方に関するワーキング・グループ」において、2012年6月より、計16回にわたり、保険商品・サービスの提供等の在り方について、検討及び審議を

行ってきました。

　これらの審議の「報告書」が、2013年6月7日取りまとめられました。このなかの新しい保険商品・サービスについて、「現物給付」が取り上げられており、報告書によれば、現在、生命保険契約等について、法令上、保険給付の方法が金銭に限定されていますが、一方、社会の高齢化に伴い、被保険者が介護を要する状態になった場合や亡くなった場合などに、保険金ではなく、信頼のできる事業者から介護や葬儀をはじめとする財・サービスの給付を受けたいというニーズが存在するとして、法において生命保険における現物給付を認めることについては、将来の検討課題とすることが適当であるとしています。また、生命保険契約等における現物給付の解禁について、個別の業務を保険会社本体・子会社のいずれの業務として認めるか否かを、本来業務との親近性、リスクの同質性、本体へのリスクの波及の程度を勘案し、本来業務との親近性が高いものは保険会社本体の業務として認め、それ以外については、子会社の業務として認めることが適当とも指摘しています。

　こういった方向性を踏まえ、現在の介護サービス提供体制に鑑みて民間保険にできる可能性を見い出すべきです。「現物給付」として、在宅介護の「見守り」の部分が訪問介護サービスからの制度として取り出すことができるなら、販売チャネルの持つ地域密着の特性の活用事例とできないでしょうか。2025年までの短期間で実現するには、様々な障害も考えられますが、顧客満足向上や顧客獲得という民間保険の持つ普遍のテーマに挑戦できる新たな機会とも捉えられるでしょう。

2 要介護が必要になる主な原因

生活習慣病の死亡率が低下

　医学の進歩によって死亡率が下がり、寿命が延びてきたことの裏返しとして、介護状態に陥る人は増えています。［図表3－10］は、要介護になった人の、介護が必要となった主な原因を性別ごとに示したものです。男性のほうでは脳血管疾患、いわゆる脳卒中が28％を占めており、男性の要介護の3人に1人は脳血管疾患で、その次に多いのが認知症です。脳血管疾患も認知症も、いわゆる脳の病気です。この脳血管疾患と認知症を合わせると、男性では41％にものぼり、女性でも30％がこれを原因として介護状態になっていることがわかります。つまり、男性も女性も、介護が必要となっている共通原因として、脳の病気の割合が高いということがわかります。

　「なぜ介護を必要としている人が増えているのか」、答えはわかると思い

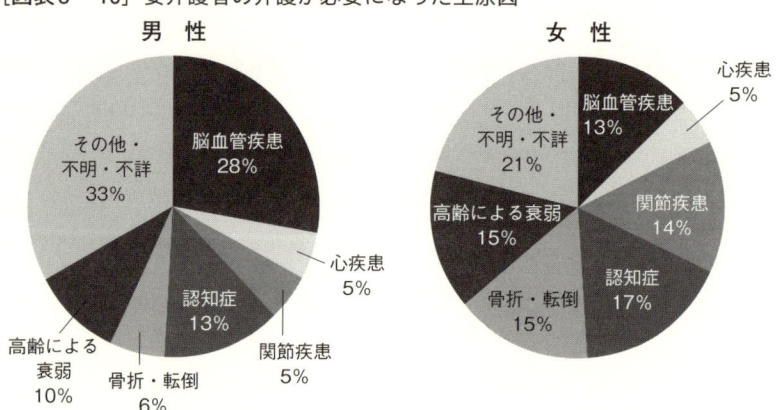

［図表3－10］要介護者の介護が必要になった主原因

男性
- 脳血管疾患 28％
- その他・不明・不詳 33％
- 高齢による衰弱 10％
- 骨折・転倒 6％
- 関節疾患 5％
- 心疾患 5％
- 認知症 13％

女性
- 脳血管疾患 13％
- 心疾患 5％
- 関節疾患 14％
- 認知症 17％
- 骨折・転倒 15％
- 高齢による衰弱 15％
- その他・不明・不詳 21％

出典：厚生労働省「国民生活基礎調査」（平成25年）

ます。それは、脳卒中、特に脳血管疾患の死亡率がここ10数年でかなり低下し、死に至ることが少なくなった、言い換えれば何とか生き永えられる病になってきたという医療の進歩がその理由として挙げられます。古くをたどると、1960～80年まで日本人の死因のトップは、脳血管疾患でした。しかし今、脳血管疾患は日本人の三大死因から外れ、第4位に下がってきています。

介護につながる男女の性差

　女性が介護状態に陥るパターンで、もうひとつ注目すべきは運動機能障害です。女性は、関節疾患や骨折・転倒によって介護が必要になった人の割合が多く、実に女性の4人に1人以上がこの運動機能障害によって、介護を必要としています。

　この背景には、加齢に伴う女性の骨量の変化が指摘されています。女性の場合、もともと骨量は、男性に比べて少なく、20歳代をピークにだんだん骨量は減少し、50歳代で閉経を迎えると骨密度の減少は顕著に表れてきます。閉経後ホルモンのバランスが変わり、更年期を迎える時期になると骨がもろくなったり、血圧が上昇したりし、体に様々な変化が起きてきます。

　実際に介護へとつながってしまう負の連鎖が起こる流れには、たとえば、転倒が起きた際に骨折してしまい、骨折したことによって運動する機会が減少し、それに伴い筋力がだんだん低下し、そして筋力が低下したことで転びやすくなり再度転倒が起きるといった連鎖です。結果的にまた骨折をして、さらに筋力が低下してしまう負の連鎖、悪循環は実際に存在しています。特に、足先を上げる筋力が落ちることで、転倒が起きやすくなります。これを繰り返してしまうと、結果的に寝たきり、いわゆる介護につな

がっていくことになります。

　骨量の変化に影響を与えている病症に「骨粗しょう症」があります。骨粗しょう症とは、骨の代謝のバランスが崩れてもろくなった状態のことをいいます。骨には、骨芽細胞という骨を形成する細胞と、破骨細胞という骨を壊す細胞があります。この2つが同時に作用することで、古い骨は吸収され、常に新しく骨が作り直される、この骨の新陳代謝のことをリモデリングといいます。骨は、リモデリングを繰り返しながら、通常は形成のバランスを保っています。これが崩れてしまい骨の吸収が上回った状態が続くと、骨量が減少してしまい、結果、骨がもろくなり簡単に骨折するような状態になるのが骨粗しょう症です。日本では約1,000万人以上の患者がいると推計されており、高齢化に伴ってその数は増加傾向にあります。

　骨粗しょう症による骨折リスクの高い人は、高齢者と女性です。女性には前述のとおり、閉経のタイミングで体のホルモンバランスに変化が生じ、男性に比べて骨がもろくなりやすくなる特徴があります。また、家族に骨折をした人がいる、特に親が骨粗しょう症により太ももの付け根などを骨折した人がいる場合には骨折のリスクはさらに高まります。また、本人が骨折をしたことがある人は、他の場所を骨折するリスクも高くなりがちですし、ステロイドを使用している人は骨密度を低下させ、骨折のリスクを高めてしまうことが知られています。そして、骨折リスクを高める要因に飲酒もあります。お酒も1日2単位以上の飲酒、2単位というのは、日本酒でいえば2合、ビールでは中ビン2本以上飲む人、たばこについては喫煙者は非喫煙者に比べて、骨折のリスクが高くなることも知られています。

　このように骨粗しょう症から骨折に至るパターンは、日常生活の様々なシーンで起こることがわかってきています。自治体によっては、転倒防止のセミナーを医師や作業療法士の人と協力して実施するなど、転倒から引

き起こされる介護リスクに対する啓蒙を行っているところもあります。

女性が介護状態になる背景には特に関節疾患や骨折・転倒などが多く、これが男性とは異なる特徴があることは、今後の民間保険の商品開発において重要なキーワードになると考えられます。病気の発症する過程や、介護の類型などの違いから商品開発を深めていくことで、提案の際に発揮される顧客への説得力に差がつくのではないでしょうか。

転倒などのリスクと親和性が高いと思われる保障には、傷害保険があります。2025年に向けて、団塊の世代が75歳へ向かっていく過程においては、この骨粗しょう症からの介護重度化は避けて通れないリスクになっていることでしょう。重度化するリスクに対して真正面から訴えるのではなく、一般の人、なかでも女性に受け入れやすい骨折や転倒などの運動機能障害の面から、介護を考えられるような傷害保険を切り口とした介護保障の商品設計・提案のほうが今後は受け入れてもらいやすいのかもしれません。

誤嚥性肺炎増加の背景に脳の病気

医学の進歩が、死因順位を変えたことは前述のとおりです。脳血管疾患は4位に下がって、3位の肺炎と入れ替わりました。その背景には、誤嚥性肺炎で亡くなる高齢者が増えたことが影響しています。

嚥下性肺疾患研究会が2004～05年までの1年間、病院20施設で調査したところ、全肺炎の約7割が誤嚥性肺炎であることが判明しました。従来から、高齢者に誤嚥性肺炎が多いと考えられていたものの、この調査によって高齢者肺炎の大半がこのタイプの肺炎であることが実証されました［図表3－11］。

誤嚥性肺炎による死亡のうち、70歳以上では70％以上の人が、90歳以上では95％近くの人が、これを主因としているともいわれています。誤嚥

[図表3−11] 嚥下障害と肺炎の関係

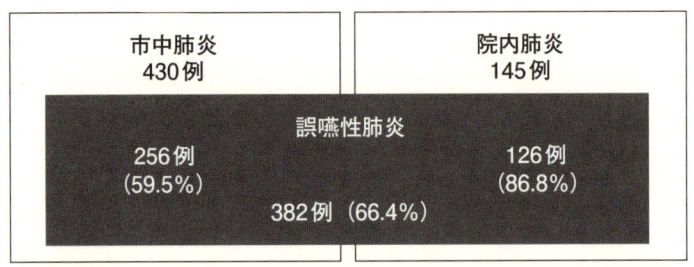

市中肺炎 430例	院内肺炎 145例
誤嚥性肺炎	
256例 (59.5%)	126例 (86.8%)
382例 (66.4%)	

出典:「嚥下障害と肺炎-リハビリテーション医学と内科学のmissing link-」(東京大学医学部附属病院老年病科 寺本信嗣)

性肺炎が増えた理由には、脳血管疾患の死亡率が下がり、寿命が延びていることが影響しています。通常、私たちが飲み込む動作を嚥下と呼び、この嚥下ができているのは喉の神経と筋肉が正常に働いているからです。喉の神経がきちんと作用していれば、飲んだり食べたりしたものが誤って間違ったところ（器官）に入ったときは咳をして出すことができ、一方、飲んだり食べたりしたものがきちんと喉を通って食道に落ちるには、喉の筋肉がゴクンと動く必要があります。つまり、喉の神経と筋肉が正常に働いているので、私たちは飲み込みができています。

　誤嚥性肺炎とは、飲んだり食べたりしたものが唾液や胃液とともに肺に入ってしまうことです。誤嚥自体が発生するのは、脳血管の障害（脳こうそくや脳出血等）、またはパーキンソン病やアルツハイマー型の認知症の人であれば嚥下障害、つまり喉の神経と筋肉が正常に働かないためです。この誤嚥性肺炎の特徴は、高齢者に多く発生し、再発を繰り返すことです。再発を繰り返す理由は、喉の神経と筋肉は一度まひしてしまうと、根本的に治ることが難しいためです。従来、脳血管疾患が死に直結していた病気であった一方で、最近ではその病気は直結せず、救命後の介護のなかで誤

嚥性肺炎を患い命を落とす人が増えています。

　介護に携わる人のなかには、高齢者だからと諦めるのではなく、情熱を持って、嚥下機能の回復に向けて口腔ケアやリハビリテーションに注力している人もたくさんいます。平均寿命を大きく超えて、人生の終焉を静かに迎えようとしている人は別ですが、嚥下機能障害を克服することで、大きな回復が望める人もなかにはいるでしょう。そんな人の回復チャレンジにつながる、イメージはリビングニーズのように、自分のため、もしくは残された人のためにと、選択肢が選べる保障が民間保険にあれば魅力的なのかもしれません。

3　これから体験する人が多くなる介護の実態

要介護に応じて介護時間は異なっている

　公的介護保険における要介護度は、介護経験や医療や介護の仕事に携わっていない人にとっては、その程度がなかなかイメージしづらいものです。おおまかに2つの理由が考えられ、まず介護保険自体が2000年にできたばかりでまだ介護度のイメージが浸透していないこと、もうひとつは介護未経験者が多いことです。人口の多い団塊の世代の介護はまだこれからで、家族の介護を経験する人が増えるタイミングを伝え、身近なこととして想像してもらえれば、介護のイメージが明確になっていくのかと思います。

　[図表3－12] は、同居して介護をしている人（介護者）が、「介護にどのぐらい時間を掛けているのか」というものを要介護度別にまとめた資料です。介護を必要とする段階には要支援1～要介護5があり、介護時間区分は、「ほとんど終日」「半日程度」「2～3時間程度」「必要な時に手をか

す程度」に分かれています。たとえば、要介護3の人に対しては「ほとんど終日介護している」が35.9％、「半日程度介護している」が13％で、合わせると約半数の人が半日以上を費やしていることがわかります。要介護2と比べると、要介護度が1段変わるだけで、その割合はおよそ2倍近い差となります。

保険会社の介護保障（保険）では、その多くが要介護度を保険給付の要件にしています。一般の人になじみの薄い介護をイメージしてもらううえで、この家族の負担が増してくる要介護3のラインを丁寧に説明してみてはどうでしょうか。要介護3で保険給付がある保険会社もあれば、要介護2を給付対象としている保険会社もあります。介護に備えて必要となる知

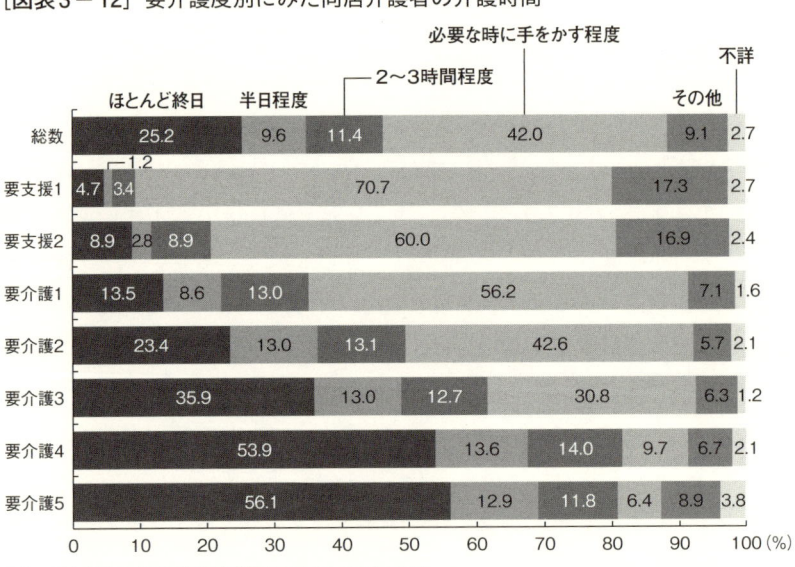

[図表3-12] 要介護度別にみた同居介護者の介護時間

	ほとんど終日	半日程度	2～3時間程度	必要な時に手をかす程度	その他	不詳
総数	25.2	9.6	11.4	42.0	9.1	2.7
要支援1	4.7	3.4 / 1.2		70.7	17.3	2.7
要支援2	8.9	2.8 / 8.9		60.0	16.9	2.4
要介護1	13.5	8.6	13.0	56.2	7.1	1.6
要介護2	23.4	13.0	13.1	42.6	5.7	2.1
要介護3	35.9	13.0	12.7	30.8	6.3	1.2
要介護4	53.9		13.6	14.0	9.7 / 6.7	2.1
要介護5	56.1		12.9	11.8	6.4 / 8.9	3.8

出典：厚生労働省「国民生活基礎調査の概況」（平成25年）

識と金額の多寡、これらを要介護度に組み合わせて情報提供することができれば、まだ未体験の人にも介護への備えが必要なこと、その理解度も深まるのではないでしょうか。

介護の担い手

①誰が介護をしているか

　介護者を必要としている人に対しては、主に家族（とりわけ女性）が介護者となっており、「老老介護」も相当数存在しています。

　介護者の主な続柄をみると、同居している人が介護者となっているケースが6割を占めています。さらに同居の介護者の内訳では、①配偶者、②子、③子の配偶者の順で多数となっています[図表3-13]。また、性別では男性が約3割、女性が約7割と、女性が圧倒的に多くなっています。要介護者等と同居している主な介護者の年齢は、男女ともに約8割が50歳以上であり、資料からもいわゆる「老老介護」やその予備軍が相当数存在していることがうかがえます。

　では、誰が介護をしているのか、一言でいえば、「同居する50歳以上の女性」です。この流れに鑑みれば、家族の介護リスクについては、女性のほうが響きやすいのかもしれません。特に、介護リスクは、介護を受ける本人だけでなく、介護する側にとっての視点もケアしていくことが重要です。

②一人暮らし高齢者が増加傾向

　65歳以上の一人暮らし高齢者の増加は男女ともに顕著です。1980年には男性約19万人、女性約69万人、高齢者人口に占める割合は男性4.3％、

女性11.2％でしたが、2010（平成22）年には男性約139万人、女性約341万人、高齢者人口に占める割合は男性11.1％、女性20.3％となっています[図表3－14]。

　主な介護者は同居する50歳以上の女性が中心と前述しましたが、その家族の介護を担った女性は、65歳以降で約2割の人が独居となっています。ここから、家族の最後を看取って一人で余生を過ごしている女性の姿が垣間見えます。介護について、男性も女性も人生における重いリスクであることはもちろんですが、女性は男性に比べて平均寿命が長いことが、女性特有の介護リスクにつながっているのかもしれません。

　前述の女性特有の介護類型として、骨折・転倒による運動機能障害から介護状態になる人が多いと紹介しましたが、介護リスクは、やはり女性に

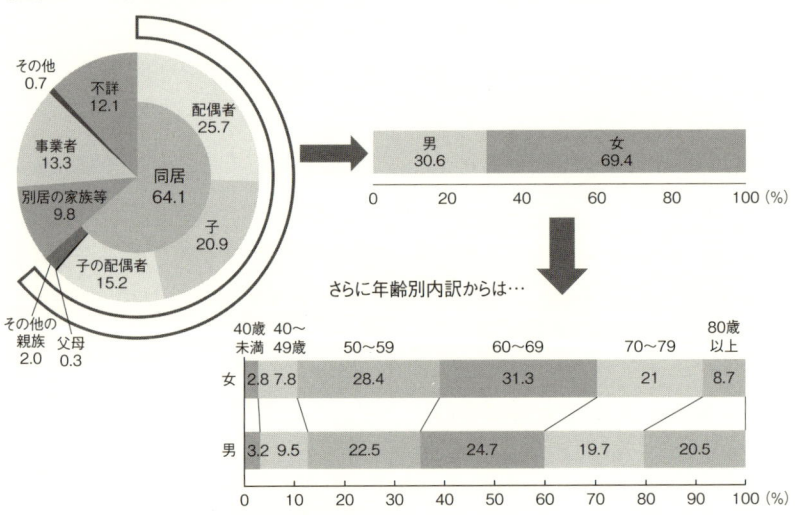

[図表3－13] 要介護者等との続柄別にみた主な介護者の構成割合

その他 0.7
不詳 12.1
配偶者 25.7
事業者 13.3
同居 64.1
別居の家族等 9.8
子 20.9
子の配偶者 15.2
その他の親族 2.0
父母 0.3

男 30.6　女 69.4

さらに年齢別内訳からは…

	40歳未満	40～49歳	50～59	60～69	70～79	80歳以上
女	2.8	7.8	28.4	31.3	21	8.7
男	3.2	9.5	22.5	24.7	19.7	20.5

出典：厚生労働省「平成22年国民生活基礎調査の概況」

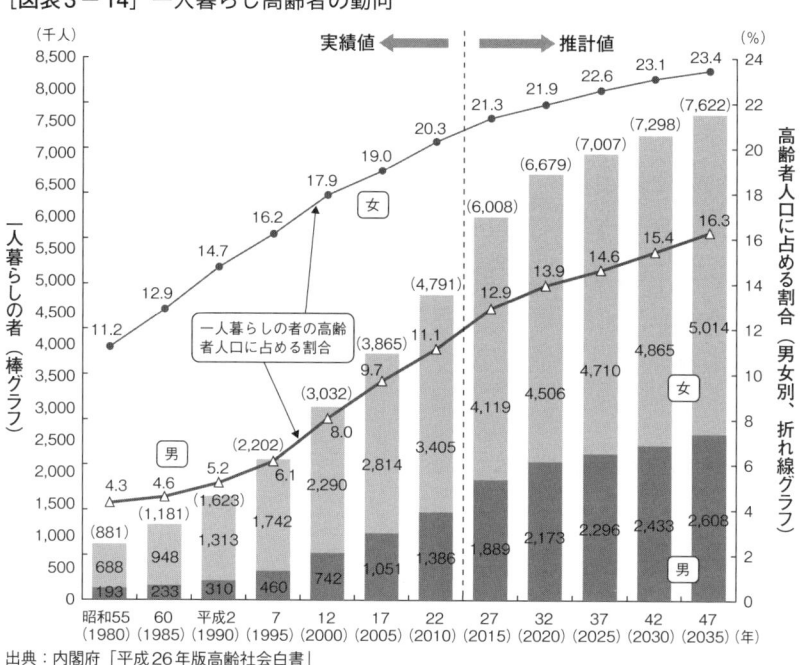

第３章　人類未踏の高齢化社会を支えるわが国の介護

[図表3－14] 一人暮らし高齢者の動向

出典：内閣府「平成26年版高齢社会白書」

　とって特別な重みを感じざるを得ない問題であり、そのぶん民間保険に求められる水準も高まっているといえます。

　明治安田生命では、コンサルティングに係わる幅広い知識習得を目的とし、国家資格である「ファイナンシャル・プランニング技能士」の資格取得を推進しています。多様化・高度化する顧客ニーズに応え、最適なプランを提供するために、個々の人生設計に則した資金計画・資産運用をアドバイスするFP知識の習得はとても有効です。これらに加えて、医療や介護にまつわる知識も合わせて深め、それらの情報を活用していくことは、顧客との信頼関係を築いていくうえでも大切なことです。

介護人材の不足と介護就業環境の現状

　介護を必要とする人は増えています。それに伴い、現在、介護人材の不足と介護就業環境が課題として表面化しています。介護の従事者及び職員数は年々増え続けており、介護保険が発足した2000年の常勤と非常勤を合わせた介護従事者が54.9万人であったのに対し、10年後の2010（平成22）年には133.4万人と、2倍以上に増加しました［図表3－15］。また、厚生労働省が行った「医療・介護に係る長期推計」によれば、2025年には、介護職員はさらに1.5倍以上必要と推計されています。

［図表3－15］介護職員の実数の推移

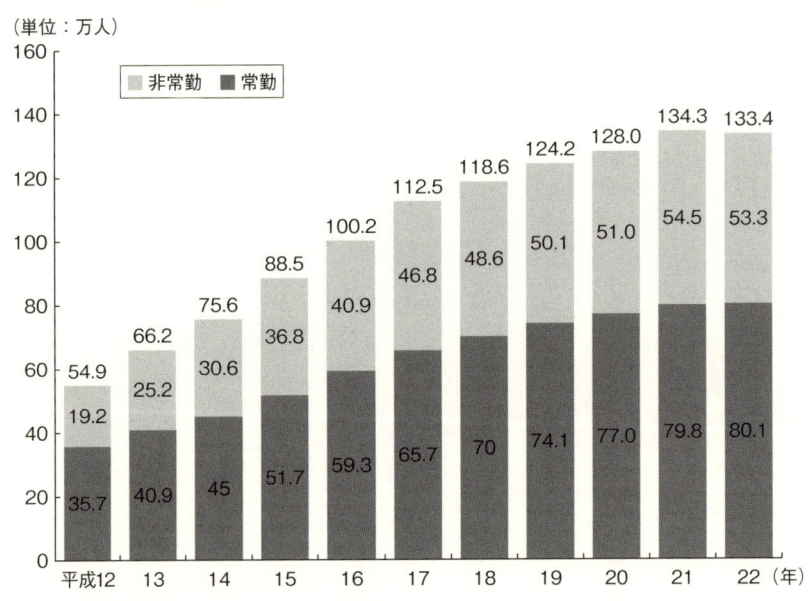

(単位：万人)

年	常勤	非常勤	合計
平成12	35.7	19.2	54.9
13	40.9	25.2	66.2
14	45	30.6	75.6
15	51.7	36.8	88.5
16	59.3	40.9	100.2
17	65.7	46.8	112.5
18	70	48.6	118.6
19	74.1	50.1	124.2
20	77.0	51.0	128.0
21	79.8	54.5	134.3
22	80.1	53.3	133.4

出典：厚生労働省「介護サービス施設・事業所調査」

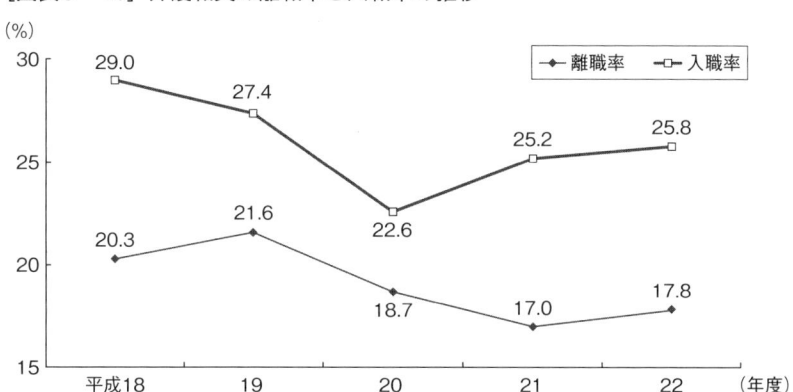

第3章　人類未踏の高齢化社会を支えるわが国の介護

[図表3－16] 介護職員の離職率と入職率の推移

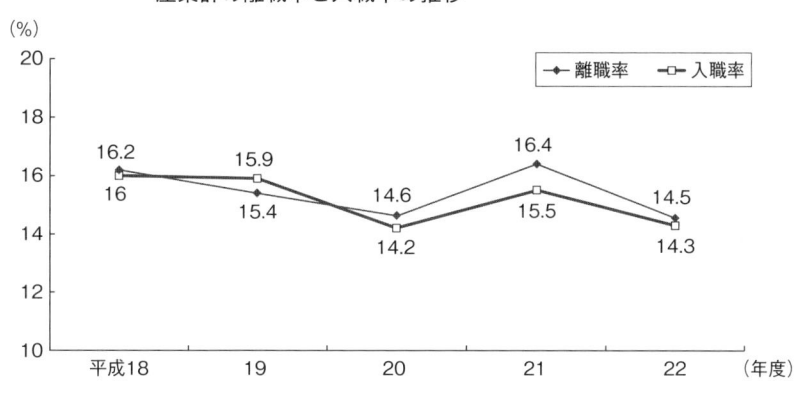

(%)
離職率　入職率
平成18: 29.0, 20.3
19: 27.4, 21.6
20: 22.6, 18.7
21: 25.2, 17.0
22: 25.8, 17.8

産業計の離職率と入職率の推移

(%)
離職率　入職率
平成18: 16.2, 16
19: 15.4, 15.9
20: 14.6, 14.2
21: 16.4, 15.5
22: 14.3, 14.5

出典：㈶介護労働安定センター「介護労働実態調査」(2010年)

　これだけ必要とされている介護職員・介護従事者数ですが、現在懸念されることに、全産業と比較して、特に高い介護職員の離職率があります [図表3－16]。そのため、介護人材の確保・定着促進を図るために、国策として様々な検討や提言がなされています。

なぜ、介護の仕事を離職してしまうのでしょうか。介護労働安定センターが行った介護労働実態調査によれば、一番多い理由には「仕事の割に賃金が安い」ことが挙げられています。そして、次に「業務に対する社会的評価が低い」「精神的にきつい」「感染症や腰痛、ケガなどの不安があること」「休憩が取りにくい、休暇が少なく取りにくい」「身体的負担が大きい」ことなどが挙げられています。他には、「夜間・深夜時間帯に不安がある」「労働時間が不規則」「労働時間が長い」なども挙げられています。

　心身ともに重い就業環境にあるにもかかわらず、不満が多い介護職員の平均賃金についての統計もあります。[図表3－17]によれば、介護職員

[図表3－17] 介護職員（常勤労働者）の男女比、平均年齢、勤続年数及び平均賃金

		男女計			男性				女性			
		平均年齢（歳）	勤続年数（年）	きまって支給する現金給与額（千円）	構成比（％）	平均年齢（歳）	勤続年数（年）	きまって支給する現金給与額（千円）	構成比（％）	平均年齢（歳）	勤続年数（年）	きまって支給する現金給与額（千円）
産業別	産業計	41.5	11.9	323.8	67.3%	42.3	13.3	360.2	32.7%	39.9	9.0	248.8
	医療・福祉	39.7	8.0	295.9	26.4%	38.7	8.0	376.5	73.6%	40.0	7.9	267.1
	社会保険・社会福祉・介護事業	40.0	7.1	239.5	27.6%	38.3	7.1	269.0	72.4%	40.7	7.1	228.3
	サービス業	43.6	8.5	278.0	69.5%	44.8	9.4	302.7	30.5%	40.8	6.7	221.9
職種別	医師	39.6	5.2	883.6	72.2%	40.5	5.3	936.4	27.8%	37.5	4.8	746.3
	看護師	37.7	7.4	326.0	7.8%	35.0	6.8	330.6	92.2%	37.9	7.4	325.6
	准看護師	46.4	10.4	283.4	8.0%	38.3	8.9	278.0	92.0%	47.1	10.6	283.8
	理学療法士、作業療法士	30.7	4.6	278.4	49.9%	31.3	4.5	290.1	50.1%	30.1	4.6	266.7
	保育士	34.7	8.4	220.3	5.9%	31.6	7.1	263.2	94.1%	34.8	8.5	217.7
	ケアマネージャー	45.6	8.1	261.7	22.1%	40.6	8.4	283.7	77.9%	47.0	8.1	255.5
	ホームヘルパー	41.9	5.4	217.9	23.5%	35.3	4.0	231.2	76.5%	43.9	5.8	213.8
	福祉施設介護員	37.6	5.5	216.4	33.2%	34.8	5.4	229.4	66.8%	39.0	5.5	210.0

出典：厚生労働省「平成23年賃金構造基本統計調査」

の賃金は、「産業別の平均賃金の水準と比較して低い傾向にある」「医療福祉分野における他の職種介護職員（常勤労働者）の平均賃金と比較して低い傾向にある」と、その特徴を指摘しています。

　団塊の世代が75歳になる2025年を迎えるにあたり、介護職員の社会的な役割はますます重要になってくるでしょう。介護職員の不足を補い、介護サービスの質の向上を図っていくうえで、そこで働く人の待遇改善や職場環境の整備、キャリアプランの形成、これらの問題を解決していくことは必須であると思われます。

　在宅介護されている介護者の多くが、孤独に苦労されていることは皆さんのご存じのとおりです。なぜ、介護をしている人が孤独になりがちなのでしょうか。介護者は、介護をすることで、以前からの人間関係を失うことがままあります。介護に専念するがために、仕事を辞めざるを得ないケースなどはよく聞く話です。

　実際に、介護（または看護）を理由に離職、転職した人は、厚生労働省の平成22年度高齢者白書によれば、その8割以上が女性です。一般的に、仕事を変えたり、辞めたりすると、金銭的に余裕がなくなり、さらに介護者からも目が離せなくなるので友人に会う機会や時間が少なくなります。そして、介護の時間にしばられることで、世間の話題に疎くなってしまううちに、自分だけ話題についていけないケースが増えてしまいます。このような場合、多様な人間関係を築いていた人ほど、介護にしばられて自由に行動できないことに悲しみといらだちを覚えます。周りに介護を理解してくれる人がいない場合には、さらに介護者は孤独を募らせます。加えて、介護で苦しんでいることを理解できるような家族や友人がいないようなケースでは、いっそう孤独を募らせます。

　結果、「もう誰にも頼らない」と心理的な孤立と、さらに視野が狭くな

[図表3－18] 労働力人口に占める医療・介護分野全体の人材の割合

	2007年	2025年
医療・介護分野全体の人材数	385万人	551 ～ 684万人
労働力人口	6,669万人	5,820 ～ 6,320万人
割合	5.8%	8.7 ～ 11.8%

出典：国立社会保障・人口問題研究所「日本の将来推計人口（平成18（2006）年12月推計）」

るという負の連鎖に陥り、精神疾患または家族に手をかけてしまうという最悪な事態もなかには見られます。

　介護の現状から想像される2025年は、決してバラ色の世界とはいえません。そのため、民間保険に期待される役割と社会的責務はますます重くなっていくことでしょう。「国民に安心を届ける」、これは保険会社の揺るぎない、最もコアな社会的責務です。介護は、要介護者はもちろん、介護従事者や、その家族が抱える悩みは重く、そして長く続いていく大変負担のかかるものです。介護の参加者全員にとって、一体どこまで安心が届けられるのか、民間保険に課されている介護への課題は、避けては通れない道であり、真価を問われる分野なのかもしれません。

　2025年には、必要となる医療・介護分野全体の人材数は、2007年当時の2倍ほど、労働力人口の1割前後になると見込まれています [**図表3－18**]。保険会社には、保障を提供する金融機関という位置づけのみに止まらず、現物支給の介護サービスを含め、「安心」を創造し続けることが求められています。

介護報酬が今後どう変わるか

　わが国の介護政策の舵とりの要である「介護報酬」は、今後どう変わっていくのでしょうか。介護報酬とは、介護事業者が要介護者（利用者）に

介護サービスを提供した場合に、その対価として国から支払われるサービス費用のことです。介護報酬は、各サービスに応じて設定されていて、サービスごとの基本的な提供にかかる費用に加えて、各事業所のサービス提供体制や利用者の状況等から加算・減算される仕組みで、3年に一度、改定されています。この介護報酬を、在宅系と施設系に分けて考えてみると、施設系の介護報酬をこれから増やしていくことは難しいと予想できます。現在、2025年に向けて、24時間巡回介護、地域包括ケアサービスなど、住み慣れた地域のなかで介護が完結するという仕組みを厚生労働省は描いています。実際には、介護保険財政の逼迫から手厚い対応までは考えにくいところですが、在宅介護に誘導していくため、介護報酬は在宅系へ傾斜していくと考えられます。

　一方、私たちが介護状態になったときに負担する介護保険の自己負担割合は、今後どうなるのでしょう。現在は誰しも1割負担というルールがありますが、これからは、所得の高い人については応分の負担を課していく、世帯収入が一定額を超える人については1割ではなく2割負担にしていく計画も、いよいよ現実味を帯びてきています。現在の人口構成では、すでに1割負担が難しいことがわかっていますから、近い将来訪れる2025年、団塊の世代がすべて75歳に到達するときには、現在の1割負担は2割負担を超える、もしかしたらそれ以上の自己負担が必要になる可能性も十分にあり得ます。

　ライフプラン上のリスク考えていくなかで、介護を取り巻く環境、国の政策、自己負担割合がどう変わっていくのか、誰にとっても必要不可欠な情報となる時代はもうそこまで来ています。これらの情報を適時適切に踏まえながら個別のライフプランに向き合っていく、これは2025年を生きていく世代に課されたテーマといえます。共通していえることは、介護は

誰かに頼んでいれば大丈夫、または貯蓄さえあれば大丈夫ということではなく、やはり家族で、住んでいる地域の単位で、または世代を超えて、国民全体で取り組まなければならない社会問題という意識が大切だと思います。なぜなら、私たちは誰しもが年老いて、誰かの世話にならなければならない、このことは変わらない事実だからです。
　これから直面する2025年を迎えるにあたり、この先、自分たちで準備しなければならない「備え」を、資産形成・運用によって備えること、保険を活用した保障で備えること、家族間でリスクマネジメントについて考えて実行していくこと、公的保障にはどういったものがあって最大限に活用するにはどうすればよいのかなど、ファイナンシャル・プランニングの発想は、民間保険に携わる私たちにとって重要な武器になることは間違いありません。

● 100歳で100万円のお祝い金　コラム

　医療や介護の分野が進歩し、高齢になっても健康に暮らせる環境づくりが進んでいます。一方で、急速な高齢化の実態が、毎日のように報道されています。私たちの周りでは、一頃は大変珍しかった100歳を迎えるお年寄りも増えています。

　厚生労働省が毎年9月の敬老の日を前に行っている調査によれば、2013年時点で100歳以上となる高齢者は5万4,397人で過去最多を更新したことがわかっています。前年に比べて3,021人増え、43年連続で増加し続けています。そして、2013年度中に100歳になる人も過去最多の2万8,169人で、都道府県別の人口10万人当たりの人数では、島根県が高知県を抜いて2年ぶりに1位となりました。

　100歳以上の高齢者の内訳は女性が4万7,606人（87.5％）、男性が6,791人（12.5％）で女性の長寿が目立っています。東西で比べますと、人口10万人当たりの人数は、西日本で多く東日本で少ない「西高東低」の傾向が続いており、上位10県のうち9県を中国地方以西が占めています。100歳以上の人数は、調査が始まった1963年が153人でしたが、1998年に1万人を超え、2012年に5万人を突破し、近年では約3,000〜4,000人／年のペースで増えています。

　全国の自治体の多くは、多年にわたり町の発展に尽力された高齢者を敬愛し、長寿を祝うとともに、福祉の増進に寄与することを目的に、長寿祝金を支給しています。

　秋田県の羽後町では、88歳、100歳の誕生日を迎えられたお年寄りに、2万円（88歳）と10万円（100歳）を支給しています。

また、山梨県南巨摩郡南部町では、100歳祝金を以下のとおり支給しています。

> 1. 町の住民基本台帳に、合計50年以上記載されている場合　50万円
> 2. 町の住民基本台帳に記載されている期間が30年以上50年未満の場合　30万円
> 3. 町の住民基本台帳に記載されている期間が10年以上30年に満たない場合　10万円

　さらに大盤振る舞いの自治体もあります。青森県の六ヶ所村では、長寿祝金支給を以下の対象者に行っていて、お祝い金の額は、米寿で5万円、百歳は100万円です。

> 1. 米寿祝金は、満88歳に達した方で村内に8年以上住所がある方
> 2. 百歳祝金は、満100歳に達した方で村内に20年以上住所がある方
> 3. 老人福祉施設等に入所中のため、村内に住所がない場合でも入所前に各祝金の住所を有する年数を満たしている方で、その方の扶養義務者が村内に住所がある方

まだまだあります、愛知県の西南部、飛島村では以下のとおり、長寿をお祝いする奉祝金が誕生日に贈呈されます。

> 1. 満90歳：200,000円
> 2. 満95歳：500,000円
> 3. 満100歳：1,000,000円
> ※ただし、基準日に20年以上居住している方に限ります。

「100歳で100万円もらえる自治体があるんだよ」と、母（70代）に話したところ、「それすごいね！ 100歳目指そうって気になるね！」と。父も他界し、離れて暮らしている母の健康が気になっている私は、「長寿お祝い金」は食事や運動の生活習慣改善へのよい動機づけになると思い、「このあたりでいくらもらえるか調べてあげよう」とインターネットで調べてあげました。

そしたら、な、なんと2万円でした…（チーン）。パソコンを覗き込んだ母は、「2万円じゃちょっとねぇ…」と悪態づいていましたが、少し前向きになったようにも見えました。

皆さんも親や祖父母へ、健康で長寿を迎える動機づけに居住地の長寿お祝い金を調べてみてはいかがでしょうか。

第4章

2025年に果たすべき民間保険の役割とは

1 死亡保障から生存保障へ

変化を求められている自助努力

　入院日数の短期化と死亡率の低下、それに伴う在宅での療養や介護の増加、こういった疾病構造の変化は保険に大きな影響を与えています。これまでも、保険会社の提供する保障の考え方には、入院1日当たり保険給付がいくらという「入院日額保障」の医療保険や、死亡時にいくらという「死亡保険金」を中心とした保障の二大潮流がありました。この流れを否定するものではありませんし、それでお客様を守ることができていました。しかし、2025年に向けて、保障の考え方は大きな転換期を迎えています。

　そもそも一般の人は、病気と死亡のリスクを心配して保険を掛けています。一言でいえば、「入院でいくらもらえて、死んでいくら出て、これが、"ザ、生命保険"」と考えている人が多いと思います。この考え方自体は間違っていませんし、20～30年前まではこの2点のポイントだけでも良かったのかもしれません。

　しかしながら、この20～30年の間で医学は画期的に進歩し、死亡率も下がって寿命も延び、比較的そばにあった死亡という事実は、だんだん遠ざかっています。その一方で、新しいリスク、循環器疾患や糖尿病などに代表される「重い生活習慣病」の階段が生まれてきています。「重い生活習慣病」の特徴は、"根本的には治らないけど死なない病気"であり、やっかいなことにこの状態になると、医療費の負担は増大し、逆に所得の減少が起こってしまいます。

　重い生活習慣病に罹ってしまうと、入院や在宅療養の期間を含めた"就業不能（働けない）期間"が生じてしまい、その後もフルには仕事ができ

ない就業減少リスクにつながり、そして所得の減少へとつながります。また、ここ数年前からは、特にがん・虚血性心疾患・脳血管疾患の死亡率も低下してきており、よりいっそう死亡は遠のき、さらなる新しいリスクとして、"重い障害や介護"の障壁が生まれ、介護費用の増大の一因になっています。

当然のことながら、保険によって自助努力を機能させるためには、保険契約が有効に継続していることが必要です。重い生活習慣病に罹り、重い障害や介護状態になれば、加入している生命保険を続けていくことすら難しく、保険料が支払えないこともあり得ます。また、死亡率の低下により死亡していない場合には、障害や介護に陥っても死亡保険金は受け取れません。

つまり、私たちから死亡が遠のいた結果、保険料を支払い続けて死亡リスクに備えたにもかかわらず、"死なない"がために死亡保険金が受け取れない、保険（保障）として期待していた効果を発揮してもらいたいタイミングに発揮してもらえないというズレが生じつつあります。そして、これは今後より顕在化してくる問題です。

これから必要な保障とは、どういうものでしょうか。死亡保障は、いつか必ず終わりのある命であるため必ず準備しておきたいところですし、病気への備えも必要です。一方で、重い生活習慣病になったときの備えは十分でしょうか。働けないことは収入減につながり、治療には費用もかかります。重い生活習慣病になったときには、後述する一時金、病気ごと、状態ごとに給付される保障が必要になるでしょう。働けないような重い障害や介護状態でも生きている、死亡保険金の給付のタイミングが延期されているのであれば、給付機会を前倒しにする別の保障を提供していくことも必要だと思います。具体的には、死亡の場合だけでなく、重い障害や介護

状態でも生活の質を保つことができる保険給付です。

　従来の民間保険では、入院日額と死亡の保障を中心に、商品展開がなされてきました。その考え方は、何度もいいますが、決して間違っていたわけではありません。振り返れば、入院日数は短期化政策が強力に推進されている医療政策でもなかったので、長期入院も珍しくありませんでしたし、今よりもはるかに死亡率が高かった状態でした。しかし、これからは、入院と死亡の間で起こりうる重い生活習慣病や、重い障害、そして介護への備えなしには生活の質を保っていくことが難しくなることをしっかりと認識し、この考えを自助努力に反映させる手伝いができるような保険を機能させていく努力が必要なことは明らかです［図表4－1］。

［図表4－1］変化を求められている自助努力

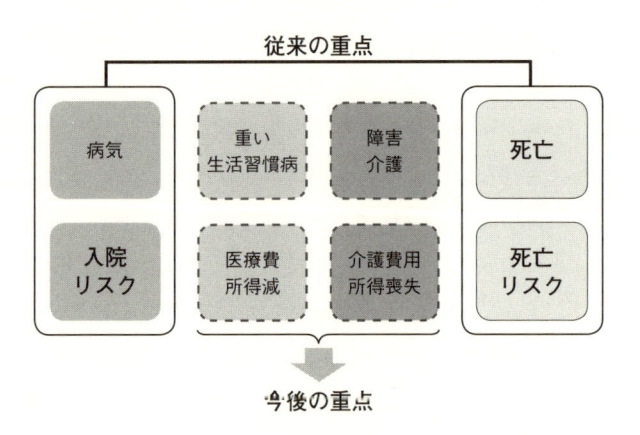

従来の重点					
病気	重い生活習慣病	障害介護		死亡	
入院リスク	医療費所得減	介護費用所得喪失		死亡リスク	

今後の重点

第4章 2025年に果たすべき民間保険の役割とは

2 病気・介護の備えへの尺度が変わる

▶ 入院日額保障から疾病ごとの保障

　病気への備えは、入院日額にひもづいた保障から一時金や疾病ごとの保障、そして困った状態に陥ったときに給付が受けられる保障へと変わっていくことが必要でしょう。

　「入院日数が短期化している」背景には、医療費の抑制政策や医療技術の進歩があります。民間保険では、この入院日数の短期化に対応して変化が出てきています。たとえば、医療保険における入院の免責期間がなくなったこと、免責期間がなくなり初日から給付が行われるような商品が開発されたことなどは、その代表的な傾向です。また、1回の入院で担保される期間が120日の保障中心から、60日のタイプに変わっていったこともその現れのひとつです。国は、社会保障を国民を守る持続可能な制度としていくために、医療費の抑制政策を行っており、医療費抑制の観点から平均在院日数を2025年には14日程度にしたい意向を持っています。平均在院日数状況は、1996年では32.8日でしたが、2012年には17.5日と大幅に短期化しています。そのため、民間保険の役割もその時流に少しずつ対応していかざるを得ません。

　民間保険、自助努力に与える入院日数の短期化は、保険給付の減少にも影響を受けています。入院日数の単位を"日"ではなく"万円"に読み替えて、その歴史と国の方針に重ね合わせてみると、1996年のときは約32万円であったものが、2012年には約17万円、2025年には約10万円程度になりそうです。単純に入院して1日当たり1万円という保障に加入しているケースで試算してみると、保険給付額は32万円から10万円へ半分以下

143

まで落ちていくことがわかります。

　しかしながら、病気で入院して手術等をすれば1カ月ぐらい入院するだろうと思う人も少なくありません。一般の人の場合、「病気で入院する期間」の感覚は、1996年頃の1カ月程度という感覚で止まっています。しかし、もうすでに平均在院日数は17日まで減っていて、2025年には10日が示唆されています。当初見込みでは、入院して1日いくらという保障で病気への備えは十分と思ってきたものが、実際には十分ではないケースが出てきます。保険で十分な給付がなされない場合、治療の選択肢が狭まる可能性も発生するでしょう。もちろん、保険給付があるから病気が治るというわけでも、保険給付ですべてが解決できるわけでもありませんが、保険給付が十分にあるということは治療の選択肢を確実に広げます。平均在院日数の短期化は、民間保険に対して、日額保障にひもづいた医療保険からの進化を求めているといえるでしょう。

　わが国の保険業界では、1996年4月に生損保相互参入が解禁されました。高齢化の進展などにより、傷害、疾病、介護分野の、いわゆる第三分野の商品についての需要が増加したことに加え、「生損保両事業の競争促進を通じ、効率化を進め、利用者ニーズへの的確な対応を図ることが必要」という保険審議会の答申を受けて、市場の活性化を目指しての解禁でした。これにより、保険会社の合従連衡も進み、第三分野の商品は、バリエーションや価格を含め、一定の成果を上げることころまで進化してきています。

　保険募集のチャネルにおいても、銀行窓販や来店型ショップ、インターネット、独立系FPによる販売、乗合代理店等が増えたことにより、加入する人は各保険商品を比較して選ぶことも一般化し、従来に比べて効果的な自助努力が可能になってきています。価格競争の激化も進み、入院日額保障や死亡保障の安さを追求した商品展開を行っている保険会社も増えて

きたように感じます。ただこれからは、その方向感だけでは難しいと考えます。理由は、病気への備えの尺度が変わってきたからです。

病気への備えの尺度は、入院日額に比例して給付が増える保障から、一時金等で給付される保障へ変わる必要があると思います。また、給付の要件は慢性疾患の罹患、または働けないような障害や介護状態に代表される困った状態ごとになされる保障が望ましいでしょう。そもそも困ったときに保障が機能して給付されるのが保険であり、困った状態で保険給付がなされなければ、十分な保障としての保険本来の機能を果たせません。

これからの民間保険に期待されていることは、私たちの周りで起こっている治療の環境や技術、または様々な統計の数値が変わっている情報の提供や発信と、それに対応した保障商品の提供にあると考えます。

入院短期化は在宅療養の長期化に

入院の短期化は、在宅療養の増加につながっています。医療が進歩し、低侵襲の治療法が増えたことで患者のダメージは飛躍的に少なくなりました。しかし、入院が短くなったことが、患者の元気につながっているわけではありません。入院は短くなっていますが、一方で増えているのが在宅療養の期間です。短期入院後すぐに働けるかというと、そういう患者ばかりではありません。多くの場合、医療機関で施すべき治療は医療機関で、その他の在宅で行えること、いわゆる体力の回復は在宅で行うのが今の治療の実態です。

従来は、入院期間は完全に治るまでであって、完全に治った状態で退院するようなケースもありました。しかしながら、今は病院での手術が終われば、もう在宅で、地域のなかの診療所に通ってフォローする、いわゆる病診連携していく治療の流れに変わってきています。

通院の位置づけの変化

入院日数の短期化は、通院保障の必要性にもつながってきます。現在の通院については、おおまかに2つの視座があります。「通院日数が増えている」というものと、「通院が減っている」というものです。

通院日数が増えている背景には、従来入院して行っていた治療を通院で行うよう切り替えられたケースが増えていることに一因があります。たとえば、がん治療では、外科的治療（手術）を行う前後で、放射線治療や化学療法等は入院して行っていました。しかし、放射線治療の期間は、[図表4-2] のとおり、がんの部位や治療の成績によって異なっていますが、昔とは異なり、現在では通院が主体になっています。

ところで、放射線治療の目的は、根本的に治療することを目指した「根治目的のもの」と「緩和を目的としたもの」、この2つに分けられています。根治目的の放射線治療は、手術の後に残ったがん細胞が残らないようにがんを根絶やしにしてしまうことを目的としたものです。

緩和というのは、脳腫瘍のようなケースで、術前に腫瘍自体を小さくすることでリスクを少なくするために行うものです。放射線治療に必要な通院日数は、軽いもので1～3週で、長いものは6～8週にも及びます。放射線治療は週5日間、毎日通院をして行うわけですが、従来はこの期間も入院で対応していました。放射線治療を例にしてもわかるとおり、現在は通院が主体となっているため、結果的に「通院日数が増えている」ことにつながります。これは、あくまで入院日数が通院日数へ変わったからと捉えるべきでしょう。なお、がん治療には、ホルモン療法や化学療法もありますが、これらも通院が主体に変わってきています。

[図表4-2] 放射線治療の期間

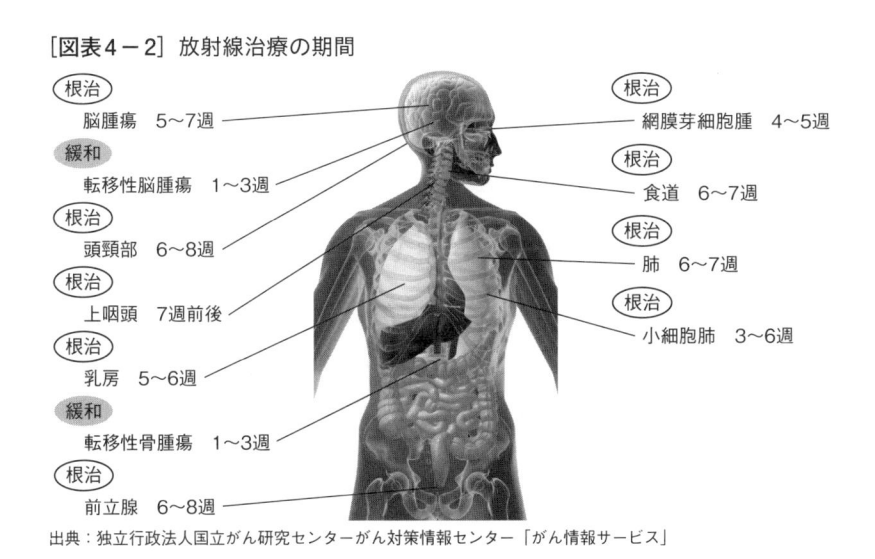

- 根治　脳腫瘍　5〜7週
- 緩和　転移性脳腫瘍　1〜3週
- 根治　頭頸部　6〜8週
- 根治　上咽頭　7週前後
- 根治　乳房　5〜6週
- 緩和　転移性骨腫瘍　1〜3週
- 根治　前立腺　6〜8週
- 根治　網膜芽細胞腫　4〜5週
- 根治　食道　6〜7週
- 根治　肺　6〜7週
- 根治　小細胞肺　3〜6週

出典：独立行政法人国立がん研究センターがん対策情報センター「がん情報サービス」

　その流れの一方で、通院すら減ってきています。たとえば、高血圧や脂質異常症の患者は、通院して薬を処方してもらっています。従来、この通院日数の間隔は2週間程度だったものが、現在では1カ月を超えるようなケースも増えており、諸条件をクリアできれば、長期処方ができるようになったのです。これにより、年間の通院の回数が減る、つまり通院が減っています。

　民間保険に望まれることは、通院時に起こる負担、つまりは入院後の負担軽減を図る保障の開発でしょう。通院で発生する医療費はもちろん、その人が通院することによって被る経済的な損失を、入院から退院、その後の自宅療養期間、仕事へ復帰していく流れのなかで継続的に保障できる商品の開発ができれば、提案時にストーリー性をもって説明することが可能となります。さらに現在の医療実態や治療の過程を説明できれば、商品提

案も同時に行えるようになるかもしれません。一般の多くの人は、病気になった際にどんな流れで治療が進んでいくか、その後にどれくらい費用がかかるのか等、なかなかイメージできていないものです。病気の発症から仕事へ復帰する過程で必要な「通院」は、重要なキーワードです。

検査能力の向上による早期発見の対応

　わが国では、1960〜80年までの死亡原因の第1位は脳血管疾患でした。その死亡率の低下に大きく貢献したのが、CTスキャナー（以下「CT」）の発明でした。CTの普及によって、断層撮影が可能となり病変を早期に見つけて治療を施すことが可能にもなり、早期発見にもおおいに役立っています。

　わが国は、これら診断用機器の台数がOECD諸国のなかで最も多く、また医師による診察と入院といった医療サービスの利用度も一番高い国です。これは、出来高払い方式の診療報酬に依存していることなどが要因ともいわれていますが、結果として世界トップクラスの寿命を堅持できています。

　わが国の医療をOECD加盟国と比べてみると、医師1人当たりの診察人数は、米国の約4倍、OECD加盟国（ヨーロッパのみ）やオーストラリアの約2倍で、相対的に多いことがわかります。その背景には、国民1人当たりの病床数がOECD加盟国の約3倍あることも関係しています［**図表4－3**］。そして検査機器においては、1人当たりのCTの数はOECD加盟国の3〜4倍あり、1人当たりのMRI装置数では、オーストラリアの約7倍、OECD加盟国（ヨーロッパのみ）の約4倍、米国の約1.7倍程度備えています。この充実した検査機器は、今後、早期発見の推進を可能にし、結果として公的医療の持続への貢献が期待されます。

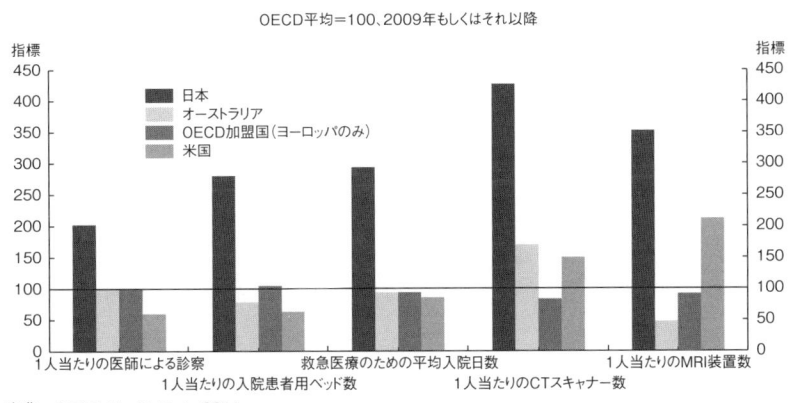

第4章　2025年に果たすべき民間保険の役割とは

[図表4－3] 医療サービスの国際比較

OECD平均＝100、2009年もしくはそれ以降

（グラフ：日本、オーストラリア、OECD加盟国（ヨーロッパのみ）、米国の比較）
・1人当たりの医師による診察
・1人当たりの入院患者用ベッド数
・救急医療のための平均入院日数
・1人当たりのCTスキャナー数
・1人当たりのMRI装置数

出典：OECD Health Data 2011

特定（三大）疾病の保障も変わる

①がん

(1) がん治療は通院が重要に

　がん治療は、入院から通院へとシフトしており、通院後の保障の重要性が増しています。

　従来は、抗がん剤治療を行うことで体の免疫力が落ちるために、感染症等の疾患に罹りやすくなってしまうことが懸念されていました。昨今は、抗がん剤の副作用が減ってきたことや、感染症に罹患したときの対応などをマニュアル化することにより通院でも適切な対応が可能になりました。背景には、治療成績を上げながら副作用を少なくしていく、医療者や製薬会社等の関係者のたゆまない努力の成果により薬が進歩したことがあります。そして、入院日数の短期化という医療費抑制策もあって、現在では通

院で行える治療が増えてきています。

　民間保険に今後期待されているのは、がんに罹った際に入院時の手術等によって失われた経済的な損失だけでなく、その後の治療による経済的損失もカバーしてくれるような保障の開発でしょう。いうまでもなく、がんは、転移や再発のリスクがあり、根本的に治すことが難しく、そして死につながることもある怖い病気です。幸いにして、がんの5年後の生存率は改善し続け、死亡率は低下しています。その一方で、転移や再発による支出増の経済的な損失は増えており、また仕事自体を失うことや職場での立場（居場所）を失うことで発生する収入減少リスクも増加しています。

　そこで、がんから復帰した際に、がん罹患前に比べてダウンした収入を保障してくれる保険は今後さらに望まれるでしょう。さらに現物給付という点でいえば、失職者には職のあっせんを行うサービス等もあるかもしれません。実現には様々な障壁も考えられますが、まずは発生するリスクに正面から取り組むことで、顧客ニーズに近づいていけるのではないでしょうか。

　がんの保障は、長期化や多様化した治療に対応することが不可欠です。手術そのもの、その前後の通院、さらには万一働けない期間が生じた際の保障などです。また、がんによる一時金の保障を顧客に提案する際も、従来と給付金の使途が変わってきている点も合わせて伝えていくことが重要です。

　今後は、保険を単純に給付額や保険料で比較するだけで、顧客の心をつかむ提案は難しいでしょう。逆に、医療の実態と保険の給付金使途を使い分け、それらを明瞭に伝えられれば、信頼獲得へ大きく寄与することは疑いありません。

（2）先進医療におけるがん治療

　先進医療は、国民の安全性を確保し、患者負担の増大を防止するといった観点も踏まえつつ、一方で、国民の選択肢を拡げ、利便性を向上するという観点から、保険診療との併用が認められた治療です。また、先進医療は、「厚生労働大臣が定める高度の医療技術を用いた療養その他の療養であって、保険給付の対象とすべきものであるか否かについて、適正な医療の効率的な提供を図る観点から評価を行うことが必要な療養」ですが、その費用は健康保険の適用外で全額自己負担となる治療です。

　現在、先進医療技術数は100種類を超え、実施医療機関数は約600施設、年間患者数は2万人を超え、先進医療費用の総額は130億円を超えています。2009年の先進医療費総額が、年間65億円であったことを鑑みれば、その進化と実際の治療現場での重要性が垣間見えます。

　先進医療費のなかで、特に上位を占めているものに、陽子線または重粒子線によるがんの治療があります。各々の先進医療費用総額は、2013年実績で、陽子線が約56.1億円、重粒子線は約39.1億円と、実に先進医療費用総額の7割を超えています。この陽子線、重粒子線治療ができる医療施設は、2014年4月1日現在、[図表4－4][図表4－5]のとおりで、2018年度から山形大学の医学部で新たに国内5つ目の重粒子線の治療を開始することが決まっています。

　これらの施設は、1984年の「対がん10カ年総合戦略」のなかで、国民をがんから守るために、全国に先進医療施設、陽子線や重粒子線の治療施設を造って治療環境を整えていこうと決められました。かれこれ、30年余りをかけて国を挙げて取り組んでいるビッグプロジェクトこそ「がん征圧」です。今後も、治療法だけでなく、革新的ながん治療や診断方法の確立はますます強化されていくことでしょう。

[図表4－4] 陽子線治療

千葉県	国立がん研究センター東病院
兵庫県	兵庫県立粒子線医療センター
静岡県	静岡県立静岡がんセンター
茨城県	筑波大学附属病院
福島県	財団法人　脳神経疾患研究所附属南東北がん陽子線治療センター
鹿児島県	財団法人メディポリス医学研究財団　がん粒子線治療研究センター
福井県	福井県立病院
愛知県	名古屋市立西部医療センター

[図表4－5] 重粒子線治療

千葉県	独立行政法人放射線医学総合研究所・重粒子医科学センター病院
兵庫県	兵庫県立粒子線医療センター
群馬県	国立大学法人群馬大学医学部附属病院
佐賀県	九州国際重粒子線がん治療センター

　より多くの命が救われるよう、先進医療の発展は期待されています。しかし、少子高齢化、国民医療費の高騰の抑制のなかで、健康保険の適用に時間のかかることも予想されます。命が救われる機会が増えてくることへの期待、そこで汎用的に押し並べて利用できるように健康保険の適用を受けるまでのタイムラグ、そのジレンマを解決できる可能性を、民間保険の先進医療保障は秘めています。この先進医療保障は、備えておくべき保険のひとつといえます。

　最近よく耳にするのは、民間保険の先進医療特約の保障限度額が、従来の1,000万円から2,000万円へ拡大されたことです。この背景には、高額化した先進医療の登録が影響しています。たとえば、東北大学病院で行っている「重症低血糖発作を伴うインスリン依存性糖尿病に対する心停止ドナーからの膵島移植」の費用は、約1,270万円と高額な先進医療です。先

進医療として、高額化していく治療法が増えていく可能性を考慮すれば、先進医療保障額の高額化は、ますます現実味を帯び、そのぶん民間保険の必要性も高まるものと思われます。

②脳血管疾患

(1) 脳卒中を知る

　脳血管疾患とは、脳動脈に異常が起こる病気の総称です。脳血管疾患にはいろいろな種類がありますが、最もよく知られているのが脳卒中です。

　脳卒中は、脳の血管が狭窄（詰まりかけ）・閉塞（詰まる）することにより生じる虚血性脳卒中と、脳の血管が破れて生じる出血性脳卒中に分けられます。前者の代表が脳こうそく（一過性脳虚血発作（TIA）を含む）であり、後者の代表が脳（内）出血やくも膜下出血であり、これらをこの脳こうそく、脳出血、くも膜下出血の3つを整理すると、［図表4－6］のようになります。この3種類を含む脳血管疾患のうち、7割以上が血栓（血の塊）が脳内の血管を詰まらせてしまう「脳こうそく」とされています［図表4－7］。そして、脳こうそくは、脳血栓や脳塞栓に分けられ、このうちの脳血栓は脳の血管の狭くなったところに血栓ができる脳血管疾患で、脳塞栓症は脳以外の臓器（脳や首の動脈や心臓等）にできた栓子（血栓や脂肪の塊等）が脳に血液を送る動脈を詰まらせてしまうために起こる脳血管疾患です。

(2) 脳こうそくの死亡率低下にt-PA

　脳こうそくの死亡率低下にt-PA（組織プラスミノゲン・アクチベータ）が役立っています。これは2005年から健康保険の適応になった脳こうそくの新しい治療薬で、t-PA、血栓溶解剤などという呼び名の薬です。一定時間内にこの薬を投与することで、血栓を溶かして脳の血流を回復させ

[図表4－6] 脳卒中の3種類

1	脳こうそく	近年の日本人に最も多いタイプです。脳や首の動脈、心臓のなかに血栓ができて、脳に血液を送る動脈が詰まるために起こります。
2	脳出血	高血圧で脳の血管がもろくなると、ついには破れて出血し、脳細胞を破壊します。脳卒中のおよそ4分の1を占めます。
3	くも膜下出血	脳の表面の血管にできた動脈りゅうが破裂して起こります。高血圧や飲酒、喫煙もリスクです。

[図表4－7] 脳血管疾患と患者調査

(単位：千人)

くも膜下出血	36	2.9%
脳内出血	152	12.3%
脳こうそく	924	74.6%
脳動脈硬化（症）	13	1.0%
その他の脳血管疾患	114	9.2%
合計	1,239	100.0%

出典：厚生労働省「患者調査」平成23年10月より筆者作成

ることができます。

　近年、脳こうそくは早期に治療を行えばそれだけ後遺症を軽くできることがわかってきています。厚生労働省でも、急に現れる初期症状を見逃さないことの重要性を広く告知する活動を行っています。

　ある調査によれば、t-PAが実際に使われているケースは5～10％しかなかったそうです。理由は多くの人が脳こうそく発症のサインを見逃して、急性脳こうそく発症から4～5時間以内であれば治療薬の使用が認められている制限時間内に、病院に行けていないことが指摘されています。

　ところで、脳こうそく発症のサインを見逃さないチェックポイントを3つ紹介しましょう [図表4－8]。

　まず最初に「顔」です。笑ってみて顔が両サイドともちゃんと動くか、片一方が動かなかったりこわばったりしている場合は、脳こうそくである

第4章　2025年に果たすべき民間保険の役割とは

[図表4-8] 脳卒中（脳こうそく）を見逃さないチェックポイント

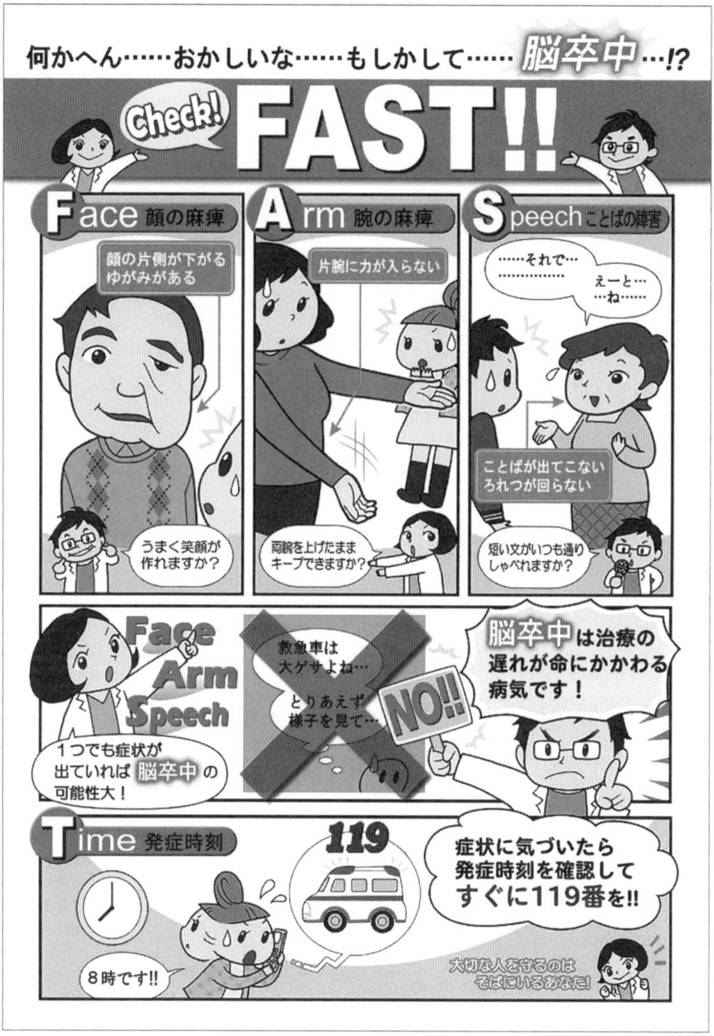

出典：循環器病情報センター「新しい脳卒中医療の開拓と均てん化のためのシステム構築に関する研究」

疑いが高いといえます。次のポイントは「腕」です。両腕を上げてそのまま保てるか、両腕が上がるかどうか、上がっても下がってきたりしてしまう兆候があれば脳こうそくの疑いが高いといえます。最後が「しゃべり」です。特にラ行が苦手になる傾向にあり、ラ・リ・ル・レ・ロで、舌が回らなくなってきたら脳こうそくの疑いが高いといわれています。

イギリスでは、顔（Face）、腕（Arm）、しゃべり（Speech）、そして最後に時（Time）のT、それぞれの頭文字をとって「FAST」のサインが出たら救急車を呼んでください、としてテレビCMを利用するなどして広く国民に伝えています。当然ながら、これだけのチェックポイントですべての脳こうそくが判別できるわけではありませんが、脳こうそく全体の60〜80％程度はカバーできるのではないかといわれています。

これらの情報は、知っているか知らないかだけの違いですが、救命や後遺症を少なくすることにつながります。このような情報の周知は、国民医療費上昇の抑制や、要介護者数の増加を抑えていく目的においても、国をあげて取り組んでいくべき重要事項ではないでしょうか。

病気にまつわる広報活動は、病気にまつわるビジネスを展開している企業はもちろん、自助努力の一端を担う保険会社においても重要なCSR（企業の社会的責任）活動として行っていくべきです。期せずして病気になった場合、そのダメージを最小限にしていくことは、保険会社の顧客の安寧につながり、そこで生まれた顧客満足は新たな売上につながります。また、発症時のダメージを最小化することによって、自社の保険給付の最小化にもつながり、そのことは財務の健全化や経営の安定にも資することでしょう。保険会社こそ、日常のビジネスのなかで病気や予防の情報を発信していくことにふさわしい企業だと思います。

次に、脳出血は、従来から使われていた「脳いっ血」のことを指します。

わが国では、1960〜80年まで脳血管疾患が死因第1位で、何より脳出血（脳いっ血）による死亡率の高さが主因でした。

　脳出血が多かった背景としては、高血圧の治療が十分できていないひどい高血圧の人が多く、栄養も不良で血管が弱くて破れやすかった点が挙げられています。具体的には、高血圧で脳の血管がもろくなり、ついには破裂して出血し脳細胞を破壊してしまうという病気です。著名な人では、ミュージシャンの桑名正博さんが、脳出血で亡くなられたのは皆さんご存知だと思います。脳出血の特徴は、脳の出血の量が多く、出血の場所次第で重症化する点にあります。桑名さんは脳幹という呼吸をつかさどる中枢のある深部で出血し、手術も難しく命を落としたということでした。

　最後に、くも膜下出血です。これは、脳を覆っている三層の膜（内側から、軟膜、くも膜、硬膜）のうち、くも膜と軟膜の間にある動脈瘤が破れ、膜と膜の間にあふれた血液が脳全体を圧迫する出血性の脳卒中です。突然激しい頭痛、嘔吐、けいれんなどが起こりやすく、意識がなくなり急死することもある怖い病気です。

　くも膜下出血の注意ポイントは、1度目の出血よりも2度目の出血があったときに、格段に死亡率が高くなることです。1度目の出血の際には自覚症状が乏しく、発症を見逃してしまったケースで死亡率が高くなるケースです。頭痛や嘔吐、けいれんはもちろん、血管や動脈瘤が破れた音を自分で聞いていることもあるそうで、発症のサインを見逃さないことが重要なポイントです。

　また、くも膜下出血は特に女性に多い病気のひとつです。これは意外に思うかもしれませんが、厚生労働省の患者調査によれば、女性の総患者数は男性の2.7倍あるとされています。くも膜下出血は男女問わず、命にかかわる非常に怖い病気ですが、特に女性に起きやすい症状であることは

知っておくべき情報です。

　脳卒中を整理します。脳卒中の今あるトレンドは、破れるよりも詰まるタイプが多いことです。従来は、脳出血やくも膜下出血といった破れるタイプが多く、そこで命を落としていました。しかし、現在はCTやMRIなどに代表される医療機器の進歩による診断技術や精度の向上と、かかりつけ医による高血圧・脂質異常症・糖尿病などの基礎疾患の管理が浸透し、同じ脳卒中であっても発症する種類や程度も変わってきたといえるでしょう。死亡でなく後遺症が残ってしまう介護へと変容している原因をここに垣間見ることができます。

　これら三大疾病から介護への流れを保障で表現している保険会社もあります。東京海上日動あんしん生命では、特定（三大）疾病で所定の状態になった場合に、介護終身保険の保険料を免除する特約を展開しています。保険料の免除に該当した場合は、そのまま保険料が支払われた場合と同じように保障は機能し、返戻金も増えていくため、実際の脳卒中に罹患から命拾いして介護というリスクの流れに沿って保障が確保される商品といえます。

③心疾患

(1) 心筋こうそくと狭心症を知る

　（虚血性）心疾患とは、心臓の筋肉（心筋）に血液を送る3本の動脈（冠状動脈）が狭くなったり、塞がったりして、心筋が酸素不足に陥る状態のことです。冠状動脈が細く（狭窄）なり心筋が一時的に酸素不足に陥るのが「狭心症」で、冠状動脈が完全に詰まって（閉塞）しまうのが「心筋こうそく」です。原因は、激しい運動や、強いストレスなどで、それが誘因として、動脈硬化や血栓などで心臓の血管が狭くなり、血液の流れが悪く

なると、心臓の筋肉に必要な酸素や栄養がいきわたりにくくなり発症に至るという流れです。

狭心症は、比較的症状が軽くて元に戻るタイプの虚血性の心疾患です。冠動脈の内側が詰まり、心臓の筋肉は一時的に血液が行きわたりにくくなってしまい、筋肉が酸欠状態になって胸が痛くなる発作が起こることをいいます。痛みの発作は締めつけられて、または押しつぶされて、息が詰まる・しびれるような痛みと表現され、胸が痛いときの持続時間は1～15分、一番多いのは2～3分で治まるといわれています。

狭心症の場合、ニトログリセリン、即効性の硝酸薬がよく効くことが多く、これらの薬が効かないときには、心筋こうそくの疑いが高いと判断されることになります。

心筋こうそくは、ほとんどの場合、急に発症します。痛みの発作は突然の激痛で始まって、胸の中央部や胸全体、みぞおちの部分、左肩や左腕、首やあご、右肩に痛みが響くこともあります。狭心症痛よりもはるかに強い痛みが生じるのが特徴です。痛みの時間、胸痛の持続時間は30分～数時間、時には数日にわたって断続的に痛むこともあります。そして、ニトログリセリン、即効性の硝酸薬はほとんど効かず、死の恐怖や不安を伴うものです。

昨今、痛みが薄い狭心症や心筋こうそくも心配されています。特に、無痛性のものは糖尿病の患者に多く、糖尿病で知覚神経が侵された結果、痛みが薄いというケースです。

狭心症や心筋こうそくの重症化を防いでいくには、日頃から定期健康診断の受診や、特定健診などを行うことと、少しでも異変を感じたら、かかりつけ医の先生に早く診てもらうことが重要です。

誰しも自分の健康がいつまでも続いてほしいと願い、そして信じている

ものです。特に若い世代には、自覚症状のないことを理由に、健康診断を受診することを軽視している人も少なくありません。病気について、他人事ではなく自分事として捉えてもらうためにも、民間保険に携わる者として、自覚症状がない場合にも思わぬ疾病があることを知ってもらうよう丁寧に例を示すなどして情報提供をしていくことは大切です。

(2) カテーテル手術とバイパス手術

現在、狭心症や心筋こうそくの治療として代表的なものに、薬物治療、カテーテル治療、バイパス治療があり、このうち、バイパス治療は、詰まっている閉塞部を迂回するルート、血管のバイパスを作る昔からよく知られている外科的手術です。

一方、カテーテル治療は、閉塞部位を広げて治すといった方法で、患者の体へのダメージが少ない低侵襲の治療方法です。このカテーテル治療のことを、「冠動脈インターベンション」と呼び、この冠動脈インターベンションは、経皮的冠動脈形成術、経皮経管冠動脈形成術、風船治療など、時代や施設によりいろいろな名称で呼ばれています。冠動脈インターベンション（PCI、PTCA）の歴史は、1977年、スイスの医師グルンチッヒが初めてバルーン（風船）で血管を膨らませたことに始まり、欧米において、研究と患者への適応が積極的に行われ、わが国では1981年に始めて実施されました。この冠動脈インターベンション、いわゆるカテーテル手術は、足の付け根の大腿動脈、腕の折れ目の上腕動脈、手首の橈骨動脈から血管を通していく方法で、カテーテルの先には風船が付いています。カテーテルを通じて風船を細くなっている病変（詰まっているところ）まで持っていき、そこで風船を拡張させることにより狭いところを広げるという手法です。

しかしながら、カテーテル手術は万能ではなく、詰まった状態または詰

まった場所によって、カテーテルが適切なのかバイパスが適切なのか、これは医師のガイドライン上では明確に示されています。私たちとしては、カテーテルによる治療が万能ではないことくらいは知っておくべき情報だと思います［図表4−9］。

一方、備えとしての民間保険には、入院1日当たりいくらを保障する日額の保険と、特定（三大）疾病の場合に一時金が受け取れる保障というものが以前からありました。日額保障は、この低侵襲治療の普及によって、入院日数が従来に比べて短期化したことで給付額が減っており、言い換えれば、保障としての役立度が少し薄まっています。

ところで、低侵襲治療とは、治療の際に体にダメージを与えるかもしれない"侵襲"を抑えた治療方法のことです。医療行為のなかでも、手術は最も大きな侵襲を伴う治療のひとつです。いくら悪いところを取り除くとはいえ、体の表面や内部に大きな傷がつくだけでなく、生きていくために必要な内臓が一部なくなるのですから大変な事態です。近年では、画期的な手術法が開発され、これまでよりもずっと侵襲を小さくすなわち低侵襲が行われるようになりました。さらに、医療用ロボットの応用により、

［図表4−9］カテーテルとバイパス

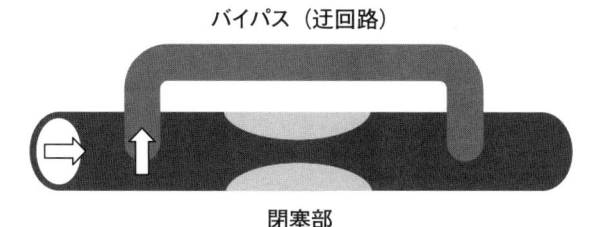

バイパス（迂回路）

閉塞部

バイパス手術では病変を飛び越えて新しい血管を作る
カテーテル治療では閉塞部位を拡げて治す

人間の手を超える手術操作も可能となっています。このように、医学と工学を融合させた先端医療機器の開発が、低侵襲治療の発展に寄与しています。

　低侵襲の代表であるカテーテル手術の普及など、今後も新しい治療方法が広がることで、保険会社が取り扱う保障給付に多寡が生まれることも容易に想像できます。つまりは、今後起こりうる医療技術、治療技術、新薬、これらの進化と自社商品がマッチしていけるよう、医療情報の収集と商品開発に力を入れていくでしょうし、このような対応に丁寧に向き合えるかは顧客サービス上も重要であり、結果として信用を勝ちとることにもなると考えます。

　保険会社によっては、これら心疾患や脳血管疾患の発症の診断技術や、低侵襲の治療技術、薬剤治療の進化に対応した商品をリリースした会社も出てきています。たとえば、三井住友海上あいおい生命では、狭心症や一過性虚血（TIA）発作が発症で入院した際であっても、給付要件とする医療保障特約を展開しています。ベースとなる保障の考え方は、従来から広く普及している「がん」「心筋こうそく」「脳卒中」の特定（三大）疾病の場合に一時金が支払われる保険を踏襲していますが、給付の要件が従来該当しないとされてきた狭心症や一過性虚血（TIA）発作で入院した場合にも拡大された点は、現在の治療実態に対応した保障といえるでしょう。

▶健康インセンティブという考え方

　安心して暮らしていける社会を構築し、社会保障を持続可能なものにしていくうえで、生活習慣病予備軍を減らして、健康増進を推進し、国民医療費を削減することがこれからの課題であることは前述のとおりです。

　これらの施策に資する新しい考え方に、「インセンティブ」の活用があ

ります。具体的には、医療費を使わなかった人に還付金を出したり、健康増進企画参加者へポイント付与し健康増進グッズとの交換を可能にしたりするというものです。

①総社市国保"健康"で1万円キャッシュバック

岡山県総社市では、生活習慣病の重症化を防ぐことにより、市民の生活の質を維持し、同時に医療費の高額化を防ぐことを目的とした全国初の取組みとして、「総社市国保"健康"で1万円キャッシュバック」※を始めました。これは、国民健康保険事業の健全な運営を図るため、その運営の健全化に貢献し、積極的に健康の推進に努めた世帯に、総社市国民健康保険健康推進奨励金を支給するという制度です。

具体的には、次の3つの要件を満たす総社市国民健康保険加入世帯に対して1万円が支給されます。

※ 平成26年6月1日より「そうじゃ健康マイポイント事業」としてリニューアルされました。

---

① 平成25年4月1日から平成26年3月31日までの期間で、被保険者が保険診療を受けなかった世帯
② 上記①の期間で、40歳以上の被保険者(特定健康診査の対象者)がいるときは、対象者全員が特定健康診査を受けた世帯
③ 国民健康保険税を完納している世帯

支給対象となる世帯主には、事前に支給通知書を送り、2014年11月頃、総社市役所窓口で現金を支給する予定です。

総社市では、生活習慣病は自覚症状がないまま進行するため、まず自分の健康状態を知る、個人が生活習慣を振り返るいわゆる特定健康診査を受

けることが、市民の健康保持・医療費削減のスタートとして、特定健康診査の重要性を市民に訴えています。

もともと総社市国民健康保険では、これまでも、1年以上にわたり医療機関を受診していない世帯に「優良世帯表彰」を実施し、最高5,000円程度の記念品を贈っていました。この事業について、2013年2月、市の国民健康保険運営協議会から、「疾病予防や重篤化を防ぐなどの観点から、優良世帯表彰は国民健康保険運営の健全化に貢献しているといえないのではないか。この事業を廃止し、健康増進事業や予防事業にその費用を充てるべき」との意見が出されました。

そこで、総社市では、度重なる意見交換を行い、健康な生活を守り、医療費を削減するために特定健康診査の受診は本当に大切で、特定健康診査の受診率向上への動機づけや、健診そのもののPRにつながる、また、健康や医療費の削減への先行投資として、この事業を実施しました。

メタボリック症候群（内臓脂肪症候群）を予防するための特定健診の受診などを条件とすることで、市民の健康維持を後押ししています。

さらに2014年度からは第二弾として、2014年6月1日より20歳以上の市民を対象に「そうじゃ健康マイポイント制度」というのを始め、さらなる注目を集めています。特定健診やがん健診をはじめとした健康づくりに市民自ら積極的に取り組むためにインセンティブを付与し、最高で10万円相当のプレゼントが当たるということです。

そうじゃ健康マイポイントを集めるには市が指定した検診や講演会、スポーツ大会等の中から参加するものを選択します（1つ1ポイント）。2015年度では参加する度にカードにスタンプが押され、5ポイント集まると一口として応募できる仕組みで、A賞で10万円、B賞で3万円相当の旅行券、C賞で5,000円相当の健康グッズが当たるということで、すでに多くの人

が参加、応募しているとのことです。総社市によれば、これらのインセンティブにより、医療費の削減効果と特定健康診査の受診率が向上するなど、初年度から成果が上がっているとのことです。医療費を抑制することを目的として全国に先駆けて実施されたこの制度、まさに時流に沿った注目の制度といえるでしょう。

②健康づくりを促すためのデータを活用したインセティブの仕組み導入（東京都職員共済組合）

　東京都職員共済組合では、特定健診・特定保健指導制度施行前における保健事業として、人間ドックの利用助成のほか、健康教室や健康講演会による情報提供を行っています。東京都職員共済組合では、2008年度から特定健診・特定保健指導制度を実施し、それらの情報を個人専用のWebサイトを活用して提供してきました。Webサイトでの情報提供は、ウォーキングイベントの開催やWebサイトの閲覧でポイントが貯まる仕組みを導入し、貯まったポイントは健康関連グッズと交換できるなど、健康づくりを始める様々なきっかけを提供し、組合員の健康リテラシーを向上させ、メタボリックシンドローム該当者を改善させることや、生活習慣病有病者（高血圧、脂質異常症）の割合を減らすことに成功しました。

　その後も、組合員の健康づくりを促すために、2012年度よりインセンティブの仕組みを導入し、自発的な健康づくりを有所見者だけでなく組合員全体に、かつ継続的に促すための活動を続けています。

〈2008年度からの取組み〉
- 健診結果に基づいた個別性の高い情報提供をWebサイト（個人専用）により提供
- 単なる情報提供に留めず、Webサイト内でウォーキングイベン

トを実施するなど、健康づくりのきっかけを提供
- Webサイトにアクセスし、個別性の高い情報を閲覧することで、ポイントを付与
- 貯まったポイントを健康関連グッズと交換できる仕組みを同Webサイトで提供
- その他の保健事業についても、医療費適正化や疾病予防という観点から立案し、体系的な事業を展開

〈2012年度から追加した新たな仕組み〉
- 健診結果データに基づき健康状態が良いことを評価し、インセンティブ（ポイント）を付与
- 各種保健事業へ参加した場合に、インセンティブ（ポイント）を付与

　この2012年度に導入した仕組みでは、データを活用して組合員にインセンティブを付与することで、効果的・効率的に組合員の健康づくりに対するモチベーションを維持・向上させ、短期的には組合員の健康づくりを活性化することも期待されています。また、中期的には将来にわたる健康状態の維持・改善、重症化の防止が期待され、長期的には医療費増大の抑制につながることも期待されています。

　従来から、被保険者が健康でなければ、そのディスインセンティブを保険者が被り、結果、悪くなった健康保険財政によって被保険者の保険料負担が増えるという構図がありました。しかし、この2つの例のように、公的医療保険の保険者が、インセンティブ制度を設けて、被保険者の健康増進につなげることで、健康保険財政の健全化を目指していくwin-winの革新的な流れが生まれています。

保険会社によっても、この健康インセンティブという考え方を取り入れて商品を開発したところもあります。たとえば、東京海上日動あんしん生命では、70歳（または60歳）まで保険給付を受けなかった場合、そこまで支払った保険料のすべてを返金するという医療保険を販売しています。仮に入院することで保険給付を受けた場合、その分だけを差し引いた金額を支払うというもので、まさに健康インセンティブという考え方を導入した画期的な保険商品といえるでしょう。同社では、がん保険でも70歳まで診断がなければ払込保険料を戻す商品も発売し、健康維持への動機づけにつなげています。

　この健康インセンティブを活用した保険商品のわかりやすいところは、被保険者自身が健康でいることを心掛けるきっかけになる、そんな動機づけにできるという点で、非常に斬新な商品コンセプトにあると思います。

　今後、民間保険が社会に対し「安心を提供する」という広義の役割を果たすために、予防（＝保険給付削減）にも役立つ商品の開発を考えていくうえで、「健康インセンティブ」は主要なキーワードなのかもしれません。

3 QOLに寄り添う民間保険の役割

2025年はどんな世界

　2025年には、団塊の世代が75歳以上の高齢者となり、65歳以上の高齢者のなかでもより高齢の後期高齢者が増加します。また、人口の減少により、2050年には現在の居住地域の2割は無人化するともいわれています。要介護者が急増するとともに、認知症患者も増えて、これが大きな社会問題となり、人口減少による限界集落の問題も発生するなど、多くの難題が

山積していくことは容易に想像できます。

しかし、その一方で、とりわけ健康寿命を延ばす（平均寿命との差を埋める）ことで、老後という自分が自分らしく生きられる豊かな自由な時間が増え、新しい人生の意味を見つけ出すことも可能となります。健康で長寿を実現することは人類の理想であり、人生90年時代には、これまでの画一的な人生モデルではなく、多様な人生設計が可能になってほしいものです。

医療の目的は、従来の「治す医療」から、よりQOL（Quality Of Life）を重視した「治し・支える医療」へと向かっています。医療・介護の提供体制についても、まちづくりとして考えることが求められ、終末期ケアや看取りの在り方も、最後まで自分らしく生きるためにどうあるべきかという観点から、国民的な議論を行っていくことが求められています。

2025年を迎えるにあたり、私たちに必要なことは、人口構成の変化や高齢化等をネガティブに考えるのではなく、様々な課題に正面から向き合い、一つひとつ山積みしている問題の解決を図っていくことだと思います。

▶ 多死社会における在宅の役割

今のままでは財源が枯渇し、わが国の社会保障制度は崩壊しかねないと懸念されています。そのため、2025年に向けて急性期から回復期、長期療養、在宅医療まで、患者が状態に合った適切な医療を受けることができるよう「社会保障と税の一体改革」が進められています。

内閣府が2014年4月21日に発表した［**図表4－10**］によれば、2012年度の社会給付費の総額は109.5兆円にも上り、現状のままでは、2025年度の医療・介護の給付規模は、医療が現在の1.5倍、介護が2.4倍程度に増大する見込みです。政府の予測では、国民医療費の総額は148.9兆円になる

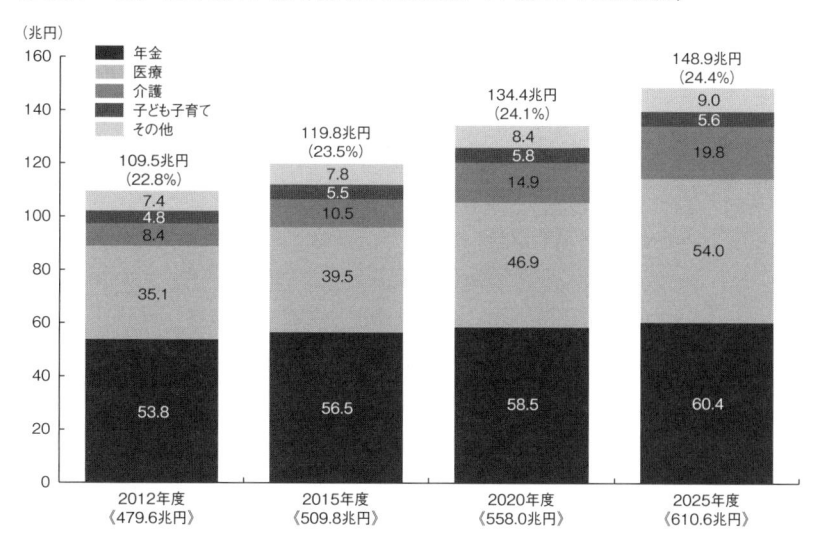

第4章　2025年に果たすべき民間保険の役割とは

[図表4－10] 社会保障に係る費用の将来推計（平成24年3月推計）

年度	総額	年金	医療	介護	子ども子育て	その他
2012年度	109.5兆円 (22.8%)〈479.6兆円〉	53.8	35.1	8.4	4.8	7.4
2015年度	119.8兆円 (23.5%)〈509.8兆円〉	56.5	39.5	10.5	5.5	7.8
2020年度	134.4兆円 (24.1%)〈558.0兆円〉	58.5	46.9	14.9	5.8	8.4
2025年度	148.9兆円 (24.4%)〈610.6兆円〉	60.4	54.0	19.8	5.6	9.0

出典：内閣府「社会保障の現状について」

と推計されています。

　人口は減少を続けているので、支え手から考えれば、ほぼ持続不能な状態となっています。解決するためには、医療提供体制、介護保険制度の見直しや、医療法、健康保険法、医師法、保健師助産師看護師法の改正など、様々な制度や法律を変えていく必要があります。ひとつの方法として、診療報酬や介護報酬の側面から変えていくやり方もあり、これらは保険会社はもちろん、国民全体で向き合い、考えなければならない問題です。

　年間死者数は、2025年には2010年時点の1.3倍にあたる154万人に、2040年は1.4倍の167万人に膨らむ見通しです。[図表4－11]のように、今は8割の人が病院で亡くなっています。この病院の数を死亡者数の急増に合わせて増やすのは、社会保障の持続可能な維持や人手の面で現実的に

[図表4－11] 死亡の場所別にみた死亡数・構成割合の年次推移

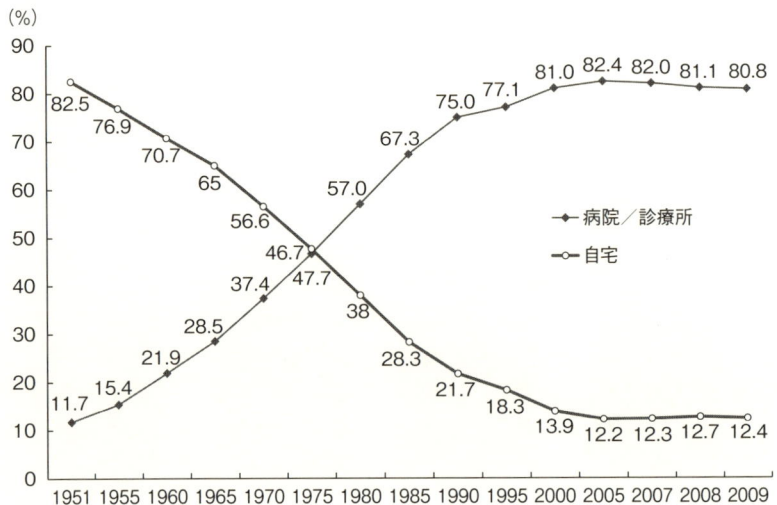

(%)
年	病院/診療所	自宅
1951	11.7	82.5
1955	15.4	76.9
1960	21.9	70.7
1965	28.5	65
1970	37.4	56.6
1975	46.7	47.7
1980	57.0	38
1985	67.3	28.3
1990	75.0	21.7
1995	77.1	18.3
2000	81.0	13.9
2005	82.4	12.2
2007	82.0	12.3
2008	81.1	12.7
2009	80.8	12.4

出典：厚生労働省「人口動態統計（確定数）の概況」（平成21年）

は難しい状況です。このままでは、最期を穏やかに迎えられる「死に場所」すら足りなくなると懸念されています。

　国が目指す医療の姿は「時々入院、ほぼ在宅」です。これは、患者が自宅で療養を基本とし、入院は極力短期間にするというものです。今は、患者が病気になると病院に駆け込み、面倒をみてもらう「病院完結型」が基本ですが、これを地元住人の健康状態を把握する「かかりつけ医」や看護師が患者を訪ねて診療する「地域完結型」に変えていくことを目指しています。

　この医療政策の変化は、民間保険に備えの重点に変化を求めています。従来は、入院日数や手術、または治療法などを給付の要件としている保障が中心でした。しかし、2025年に向けて、ますます医療・介護の「在宅」

への流れは強まり、だからこそ民間保険には、在宅療養時に機能する保障の開発が望まれているのです。

2025年は重度疾病と重度障害に対する保障の時代

　医療の進歩により、私たちが病気に罹った際に困る状態は変わりました。たとえば、従来であれば、病院に入院してそのまま死亡する、入院保障での保険給付、死亡保障で保険金が給付されるものだけでも良かったのかもしれません。

　現在では、入院は短期化し、死亡率は下がり、寿命も延びています。病気になっても入院期間は短く、自宅に帰ってこれたもののまだ仕事はできない、いわゆる働けないという理由で困るケースも増えてきています。また、死亡率の低下とともに死亡には至らないが働けない介護の状態または重い障害が残ったというケースも増えています。

　今後の民間保険の役割として重要なことは、死亡の手前においての重い障害や介護になった際の保障、さらには、その手前の重い障害や介護のきっかけとなる重い生活習慣病に対する保障、ここの部分の保障を十分に備えなければ、多くの人を保険会社が守り続けることは難しいと思います。そして、そのことを伝えていくべきですし、提案できる体制を構築していく必要があります。

　結果的に、民間保険の本来の役割が、職員一人ひとりに意識されて、それが顧客に広がり、社会に伝わっていくことになるのだと思います。死亡と病気になる入院の間にある重い生活習慣病、重い障害や介護、ここにいかに備えていくか、ここの保障をいかに提供できるかどうかが、これからの民間保険の大きな役割です。

　この役割に気がついた保険会社は、重度疾病や重度障害の保障ライン

ナップの充実を図っています。しかしながら、まだまだ保険会社の社員をはじめ、販売チャネル全般においても、いまひとつ理解して取り組めているのか疑問に感じることがありますし、なかには、「重度疾病・障害の割合に目を奪われて、死亡保険金が少ない提案だとお客様がかわいそうで気が引ける」とか「本当に障害や介護の状態に備える必要があるのか」「社会保障はなんとかなる」などの言葉を耳にすることもあります。

　私は、民間保険に携わる人はもっとリスクの変化に関心を持たなければならないと思っています。本来であれば、老若男女を問わず、私たち自身のライフプラン上のリスクは時代や自身の加齢などとともに変わっていくことは知っておくべき情報でしょう。それは自分のみならず、大切な家族が健やかに人生を送るうえでも必要な情報です。一般の人が「本能的に遠ざけたい」という理由から保険（保障）に関心を持てず、十分な認識ができていないことは、百歩譲って仕方がない気もしますが、民間保険に携わる人は、それらをフォローする役割を担っていますし、それこそ責務です。民間保険に携わる人が情報収集を怠り、時流とともに変わってきているリスクの変化をつかめず、従来どおりの死亡保障一辺倒の提案することによって、今後のライフプラン上必要となる保障が機能しなくなってしまうような事態はあってはなりません。まずは、死亡率の低下とその背景を知ることがすべての理解の第一歩です。そこから始めましょう。

▍地域包括ケアシステムと民間保険

　要介護者が急増することが予想されているなかで、介護リスクに対する不安や心配も増加しています。さらには、親などの介護を理由として離職する人々が増加している現状はとても心配なことです。

　公的な支援制度として、育児・介護休業法による介護休業・休暇を実際

第4章　2025年に果たすべき民間保険の役割とは

に利用できる職場環境の整備が十分に行き届くまでの間、介護者を積極的に支援していく保障も必要でしょう。国は、女性や若者、高齢者、障がい者をはじめとする働く意欲のあるすべての人が安心して暮らすことができる社会を目指し、支え手への支援施策を増やす取組みにこれまで以上に積極的にチャレンジすべきです。

　特に今後、大都市では、75歳以上の高齢者が急増する一方、地方圏では、75歳以上の高齢者数の伸びは緩やかになり、減少に転じる地域も少なくありません。特に、過疎化が進む地域では、人口が急速に減少し、基礎的な生活関連サービスの確保が困難になる自治体も増加することが予想されます。このように、地域ごとに高齢化の状況は異なっており、また、地域の有する疾病特性や傾向も異なることから、地域ごとに地域の事情を客観的なデータに基づいて分析し、それを踏まえて、地域特性にマッチした商品展開や自治体の問題意識とリンクした医療・介護情報を顧客へ発信できるプロモーションの構築などに取り組んでいくことが必要でしょう。

　高齢化に伴い患者が急増することによって、医療・介護の需要は量的に増加するだけでなく、疾病構造も変化するため、求められる医療・介護の質もそれに合わせて変化します。公的な医療・介護資源を補うことのできる、より質の高い自助努力を実現するため、保障機能の分化と継ぎ目のない保障展開を進めていくことが民間保険には求められています。その実現のためにも、公の動きである在宅等住み慣れた地域のなかで患者等の生活を支える「地域包括ケアシステム」構築の動きは、今後、目の離せない事項といえます［**図表4－12**］。

　過度な病院頼みから抜け出し、QOLの維持・向上を目標として、住み慣れた地域で、人生の最後まで自分らしい暮らしを続けることができるライフプランの実現、そのためにも民間保険が、医療サービスや介護サービ

スだけなく、住まいや移動、食事、見守りなど生活全般にわたる支援を併せて補える自助努力を提供できれば、公的医療・介護をQOLの観点からフォローアップできる担い手として役立てるのではないでしょうか。

[図表4－12] 地域包括システムのイメージと取組み

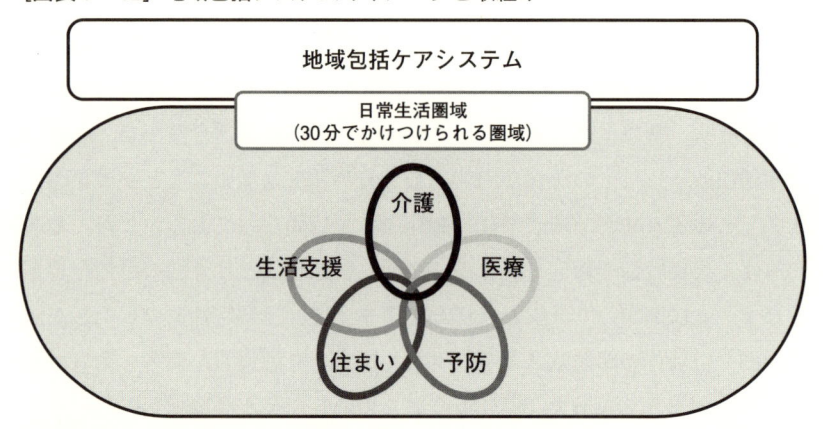

```
          地域包括ケアシステム
           日常生活圏域
        （30分でかけつけられる圏域）

              介護
      生活支援      医療

           住まい  予防
```

【地域包括ケアの5つの視点による取組み】
地域包括ケアを実現するためには、次の5つの視点での取組みが包括的(利用者のニーズに応じた①～⑤の適切な組み合わせによるサービス提供)、継続的(入院、退院、在宅復帰を通じて切れ目ないサービス提供)に行われることが必須。

①医療との連携強化
　・24時間対応の在宅医療、訪問看護やリハビリテーションの充実強化。
②介護サービスの充実強化
　・特養などの介護拠点の緊急整備(平成21年度補正予算:3年間で16万人分確保)
　・24時間対応の在宅サービスの強化
③予防の推進
　・できる限り要介護状態とならないための予防の取組や自立支援型の介護の推進
④見守り、配食、買い物など、多様な生活支援サービスの確保や権利擁護など
　・一人暮らし、高齢夫婦のみ世帯の増加、認知症の増加を踏まえ、様々な生活支援(見守り、配食などの生活支援や財産管理などの権利擁護サービス)サービスを推進。
⑤高齢期になっても住み続けることのできるバリアフリーの高齢者住まいの整備(国交省)
　・高齢者専用賃貸住宅と生活支援拠点の一体的整備、持ち家のバリアフリー化の推進

出典：厚生労働省「地域包括ケアシステム 第1回社会保障の教育推進に関する検討会資料」

2025年に向けて、民間保険には「現物給付」の商品開発も期待されています。今のところ、契約者に対して施設利用で対応することは、公平性の観点からも越えなければならない課題があります。しかし、地域包括ケアシステムのなかでの重要な考え方に「日常生活圏域（30分でかけつけられる圏域）」というものがあります。ここに民間保険が持つ、全国に展開している地域密着の販売チャネルがサービスの一端を担い、一部の「現物給付」とひもづけるという考え方はできないでしょうか。

地域包括ケアシステムでは、包括的に「医療」「介護」「予防」「住まい」「生活支援」という5つの視点から、利用者が住み慣れた地域で自分らしく過ごせることを目指しています。民間保険の販売チャネルの「対面」というサービスの特徴を活かし、地域包括ケアシステムにおける情報提供や見守りサービスを担うというのは有効な時流に沿った案だと思います。同時に、医療や介護の予防情報の提供や、利用できる生活支援の紹介・相談承りを対面の見守りを兼ねて行えば、「現物給付」の一部として機能できるきっかけとできると思います。いずれにしても、金融庁から「現物給付」の検討を継続して続けることが課題とされている以上、2025年までの間に起こる社会保障全体の変化のなかで、民間保険には、既存にとらわれず、その役割も拡大していき、さらには新しい発想すら望まれているともいえるはずです。

成熟社会における民間保険の役割

少子・超高齢社会という止めることのできない潮流のなかで、国民一人ひとりが充実して生きていける安心づくりを、保険会社が「成熟社会の自助努力」ととらえて積極的にチャレンジしていくことは、わが国のみならず、今後、高齢化社会を迎える世界の国々の道標にもなるでしょう。

民間保険には、90年の人生を健康で、持てる力を最大限に発揮して生きるために、個人が人生設計能力を高め、公助である社会保障を自助努力で補っていけられるようにする役割があります。
　また、民間保険には、従来の死亡保障という保障概念だけでなく、こうした高齢者が障害や介護状態（生存）でQOL（生活の質）が保てるような、自助努力のシステムづくりが求められているともいえます。
　そのためにも、商品設計にあたっては中年期からの健康管理や介護予防など個々人が、リスクの低減に向けた自助努力を行うインセンティブを持てる仕組み、保障の付帯サービスの選択肢を増やして自らが積極的に健康を維持していける仕組みを織り込んでいくことが必要でしょう。これによって、「顧客の健康が保険会社の健康」につながるwin-winの関係構築に役立つのではないでしょうか。
　これまでの民間保険は、どちらかと言えばトラブル発生時に役立つことを前面に、その役割を果たしてきました。2025年の少子高齢化社会を迎えるにあたり、有事に役立つ保険商品の開発や展開が期待されるのはもちろんですが、そこで働く人こそ、国民を病気や介護から予防する社会のトップランナーとして社会をけん引している、そんな気概を持って日々の業務に臨んでほしいと思います。

顧客の意識改革

　わが国が直面している急速な高齢化の進展は、疾病構造の変化を通じて、必要とされる医療の内容に変化をもたらし、結果、民間保険にも変化を求めてきました。これに対して、医療の進化による死亡率の低下や入院日数の短期化などといった療養環境の変化に対応すべく、保障特性の改革への取組みがなされてきました。

しかし、顧客の持つ民間保険に対する期待は、いまだ「死亡していくら」「入院していくら」という戦後に完成した保険観がなお支配的なままです。つまり、わが国は、今や世界一の高齢社会を迎え、直面するリスクが変わってきているにもかかわらず、備えに対する意識はそれにふさわしい姿とはいえない状態にあります。この情報格差は、顧客にとって効率的に有用な保障を準備する妨げになることはもちろんですが、その解決はなしに保険会社の経営上の目標を達成していくことも難しいでしょう。

しつこいですが、これからの民間保険の重要な役割のひとつに「情報提供」があります。しつこいのには理由があり、大切な顧客はまだ知識が十分ではありませんし、逆にそれは伝えきれていないのです。顧客に対し、民間保険を活用するうえで必要となる社会保障や最新の医療実態等を提供し、顧客の知識や意識を高めていくことは、新しい商品を提供していくことと同様に大切なことです。

保険会社（社員）の意識改革

一方で意識改革が必要なのは、保険会社そのもの、そこに従事する職員一人ひとりも同様です。自分たちが正しいと思う提案をしているにもかかわらず、顧客に響かない、日々の生業活動のなかで「基本理念」が揺らいでいることはないでしょうか。自分たちの社会に存在する意義、なすべき役割、あるべき姿を共有し、それを販売チャネルに訴えかけ、働きかけていくことが十分でないために、顧客の意識改革が進んでいないことはないでしょうか。

私は、保険会社の職員に必要なことは、「使命感」だと思っています。自分たちの会社が社会に提供しているサービスの本質的な意味、「基本理念」を永続的に変わらないものとして認識できているか、日々の業務に臨

んでいく高い職業倫理感を持ち合わせているかです。基本理念とは、様々な表現がありますが、私は「自分の子どもに対して何を生業としているか」を表現できること、それが基本理念だと思います。

　保険会社の生業（サービス）は、リスクに対しての「備え」であり「安心」を社会に提供することです。そして、基本理念のもとでは、保険会社の職員も、保険募集を行う営業社員や代理店、募集人のすべては、社会に対して「安心」を提供する同じメンバー（本書でいうところの「民間保険に携わる人（者）」）です。

　私は、保険会社の職員の人に、営業社員や代理店、募集に携わる人々に対して、「私たち」という位置づけで日々語りかけ、働きかけていくことが、「使命感」を共有していく近道だと思っています。顧客と相対するなかで、多くの募集人は「NO」をもらい、自分の仕事に対する使命感を保ち続けることは容易ではありません。ビジネス上の立ち位置や職務に違いがあったとしても、社会に対しては「安心」を提供する同じメンバーです。是非、「私たち」として語りかけていただき、使命感とメンバーシップをもってお客様に向き合っていただきたいと思います。

　これまで本書で綴ってきたライフプラン上のリスクに備えていくには、国の社会保障政策の取組みだけではなく、それを補う自助努力を担う保険会社の意識改革が必要です。また、民間保険を活用した自助努力は、国民生活に密着し、一人ひとりにとって安心を提供するという成果を上げ、不可欠なものとなっています。

　このように、国民に浸透した自助努力の文化を今後も維持・発展させていくためには、民間保険を国民の共通財産として、守り、育てていくという意識を持つことが大切です。このためにも、保険会社は、社会保障の現状や動向等についての情報提供等を行うだけにとどまらず、日常的に、営

業現場等において社会保障の意義や役割、それを踏まえての民間保険の役割を学ぶことのできる機会を設けていくことが必要だと考えます。

　これから迎える2025年に向けて、年金、医療・介護等の社会保障が抱える様々な課題は、今後より具体化して示され、私たち一人ひとりに問いかけられた重い宿題となります。

　民間保険に携わる人には、私たち国民一人ひとりがつくり上げた人生に、一生懸命続けてきた人生に、それに寄り添うため精一杯、自分の家族を守る気持ちで、いっさいの妥協をなくして、顧客に合ったものを選択し提案してほしいと思います。多くの顧客は、ある意味で、保険商品に加入したいのではなく、誰よりも真剣に自分のことを考えてくれる人を待っているのだと思います。そのひたむきな姿に"思い"を感じ、保険に加入しています。徹底的な当事者意識で、「目の前のお客様にとっての最善の備えは何か」、それを追求し、存分に伝えていただきたいと思います。

　2025年に向けて高齢者は増えていきます。しかし、それをネガティブに捉えるのではなく、「年をとったのだから少しくらいの迷惑は当たり前で、互いを敬い、互いを支える」、そんな温かな気持ちを持ち、老後の尊厳を保つことのできる社会をつくるといった気概を持って臨むことは、私たちに課された使命といえるでしょう。

　民間保険に携わる仕事は、すぐに役に立つことはないけれど、有事には必ず役に立つものでなければならないという難しい仕事です。だからこそ、2025年がどんな姿であったとしても、"国民を守るのは自分たちだ"という覚悟と自信を持って、この10年間、ともに歩んでいきましょう。

● 2025年の日常はどんな世界？　　コラム

　2025年は、75歳以上の人口が約5人に1人の社会です。私たちの日常は、どんな風に変わっているでしょうか。

　人の集まる場所では、看板を見ながら何度も立ち止まり移動するお年寄り、エスカレーターの前で立ち止まるお年寄り、駅改札では鳴りやまない警告音に戸惑うお年寄りなど、多くの高齢者が困っている姿も想像できます。

　さらに、以下のような事象も2025年には起こるでしょう。

> 1. 年間死亡者数も増え続けるためお葬式の連チャン
> 2. 生涯未婚増を背景にお一人様が増えて孤独死が増加
> 3. 生産年齢人口の減少により高齢者が高齢者を看る介護
> 4. 人口動態に鑑みた優先席のほうが多い電車の座席
> 5. 認知症の増加と介護者不足から失踪者の増加
> 6. 地方では人口減少が深刻化し限界集落から消滅集落が多発
> 7. 高齢者をねらった詐欺（振り込め詐欺等）の増加
> 8. 生産年齢人口を補う外国人が行き交う街角
>
> 　　　　　　　　　　　　　　　　　　　　　等々

　これから高齢化社会を迎えるにあたり、高齢者の特性を高齢者と若い世代がお互いに認めることが重要だと考えます。どちらが偉いという関係ではないことが大切で、お互いが自立し活動する関係、一方的に高齢者を見守るという福祉的な思想ではなく、特性を理解し、尊重

して関わっていくことが大切でしょう。日本医師会では、高齢者の身体の特徴を以下のように紹介しています。

> ① 視力低下
> ② 嗅覚の低下
> ③ 味覚の鈍化…しょっぱい味が一番先に鈍麻しはじめる。低下を補うために塩分の強いものや、過剰に甘いものを好むようになる。
> ④ 消化液の分泌低下…唾液の分泌が減少するため、乾燥した食品や固形物は食べにくくなり、水分の多いものを好むようになる。各人の消化・吸収の能力以上に蛋白質や脂質を摂取すると下痢を起こしやすくなる。
> ⑤ 消化管の運動機能の低下
> ⑥ 運動機能の低下
>
> 出典：日本医師会「高齢者の身体と疾病の特徴」より

　高齢者の身体的な特徴は、五感をはじめとする身体機能の低下です。この特徴をどの世代も自分たちのものとして、向き合って考える必要があるでしょう。

　なぜなら老いは誰にも訪れるものだからです。高齢者の特徴は「ゆっくり」だと見守れる、そんな心の余裕を持つことが、高齢者を理解していく第一歩なのかもしれません。

「幸福な老い」は新しい課題

　健やかな心とカラダ、そして経済的安定が、「幸福な老い」の前提条件であることはまず間違いのないところです。問題は、高齢者の特性を踏まえた社会構造や思想になっているのか否かです。

　だからこそ、私たちには今、望ましい高齢期の生活像を想定した社会を目指していく必要があるのではないでしょうか。

　健康で、経済的にも自由な、長い、自立した高齢期を手にして、そこに生きがいを見出していくかは、いまだ経験したことのないまったく新しい課題、私たち自身で取り組まなければならない課題です。有名な映画監督であるチャールズ・チャップリンは、自身の映画『独裁者』のなかでこう言っています。

　「私たちは皆、助け合いたいのだ。人間とはそういうものなんだ。私たちは皆、他人の不幸ではなく、お互いの幸福と寄り添って生きたいのだ。私たちは憎み合ったり、見下し合ったりなどしたくないのだ。」と。

　「幸福な老い」を支えるのは、スピードや利便性、経済的な安定に加えて、一人ひとりの個性を尊重していくことができる「思いやり」なのかもしれません。

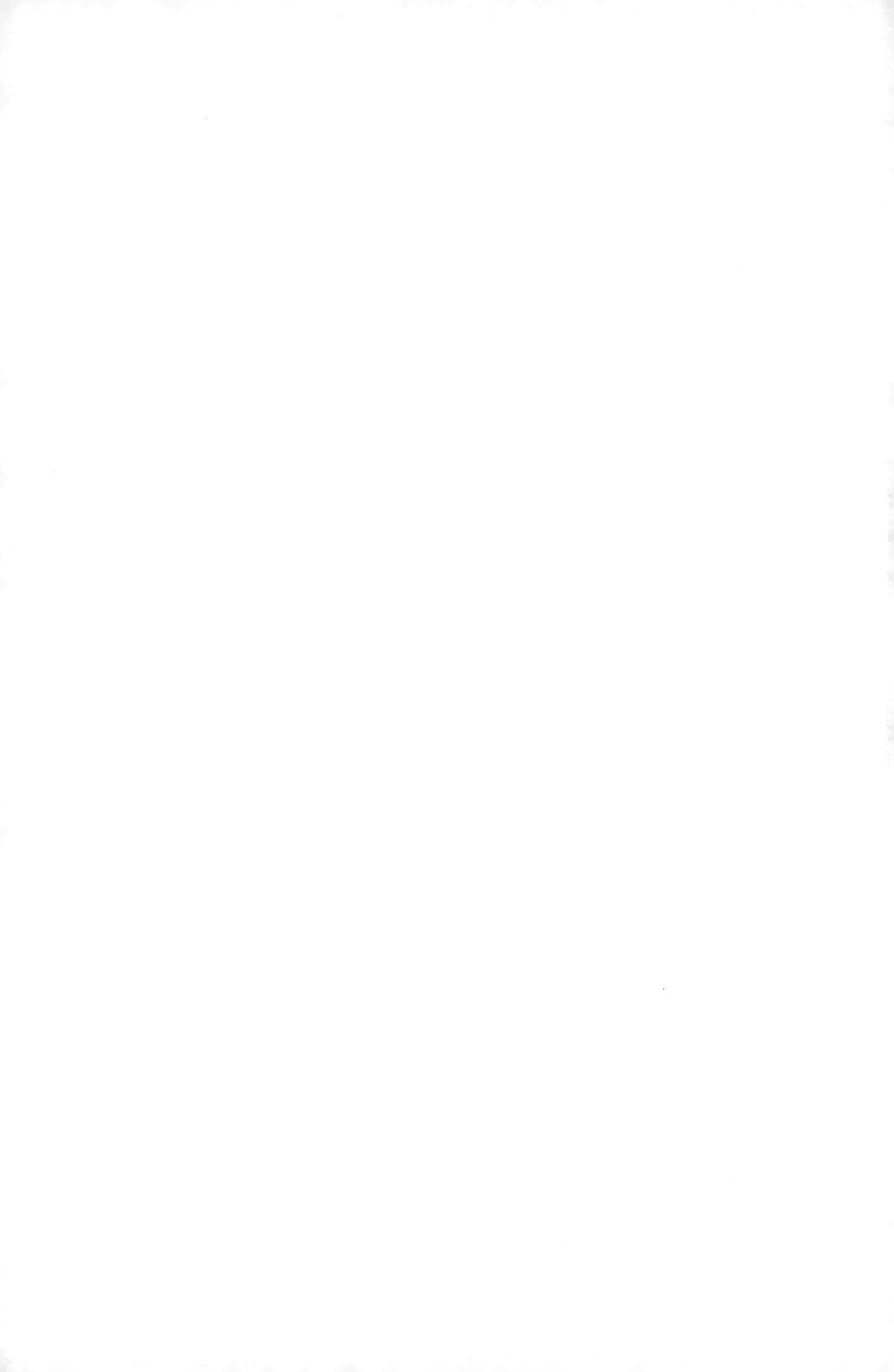

2025年における
民間保険の役割り

平成26年8月18日　第1刷発行
平成27年9月16日　第2刷発行

　　　　　　　　　　　著　者　村　上　賢　二
　　　　　　　　　　　発行者　加　藤　一　浩
　　　　　　　　　　　発行所　株式会社きんざい
　　　　　　　　　〒160-8520　東京都新宿区南元町19
　　　　　　　　　　　　　電話　03-3358-0016（編集）
　　　　　　　　　　　　　　　　03-3358-2891（販売）
　　　　　　　　　　　　　URL　http://www.kinzai.jp/

DTP　タクトシステム株式会社
印刷　図書印刷株式会社　ISBN978-4-322-12440-8

・本書の全部または一部の複写、複製、転訳載および磁気または光記録媒体、コンピュータネットワーク上等への入力等は、特別の場合を除き、著作者、出版社の権利侵害となります。
・落丁、乱丁はお取換えします。定価はカバーに表示してあります。